Jürgen Zulley/Barbara Knab

Die kleine Schlafschule

HERDER spektrum

Band 6284

Das Buch

Ausgeschlafene leben besser. Doch höchstens zwei von drei Erwachsenen schlafen wirklich gut. Schlechter Schlaf hat viele Gründe; sie kennen heißt die Wege kennen, die die Nacht erfreulich machen. Und den Tag gleich mit. Diese Wege zeigt das Buch – locker, praktisch und fundiert. Seelische Anspannung, falscher Umgang mit dem Schlaf, körperliche Erkrankungen – Schlafprobleme können ganz verschiedene Gründe haben. Die Lösungen sind individuell. Doch auch allgemein lässt sich für guten Schlaf einiges tun: schlafen kann man (wieder) lernen. Am besten mit dieser Kleinen Schlafschule der bekannten Schlafforscher, die dieses praktische Buch geschrieben haben. Mit Fragebogen zur Selbsteinschätzung.

Die Autoren

Jürgen Zulley, Prof. Dr., lehrt an der Universität Regensburg biologische Psychologie. Bis 2010 leitete er das Schlaflabor an der Psychiatrischen Universitätsklinik Regensburg, seitdem ist er beratend tätig.
www.zulley.de
und
www.schlaf-medizin.de

Barbara Knab, Dr., ist als Wissenschaftspublizistin Autorin mehrerer psychologischer Sachbücher, als approbierte Psychologische Psychotherapeutin ist sie auf Schlafstörungen spezialisiert.
www.barbara-knab.de

Jürgen Zulley/Barbara Knab

Die kleine Schlafschule

Wege zum guten Schlaf

HERDER

FREIBURG · BASEL · WIEN

Neuausgabe
der erstmals 2002 erschienenen Ausgabe

www.herder.de

Umschlagkonzeption: Agentur RME Roland Eschlbeck
Umschlaggestaltung: Verlag Herder
Umschlagmotiv: © Tiofoto/F1 online

Satz: Rudolf Kempf, Emmendingen
Herstellung: fgb · freiburger graphische betriebe
www.fgb.de
Gedruckt auf umweltfreundlichem, chlorfrei gebleichtem Papier
Printed in Germany

ISBN 978-3-451-06284-1

Inhalt

Vorwort

Schlaf ist zwar in aller Munde, doch die besten Karten hat er noch immer nicht. Gerade sogenannte Leistungsträger in Politik und Wirtschaft halten das Schlafen oft für Luxus, wenn nicht für nutzlos verbrachte Zeit. Deshalb gilt es als selbstverständlich, im Zweifelsfall die Nachtruhe zu verkürzen; dann arbeitet man eben statt zu schlafen, und Jet-Lag ist lästig, mehr nicht.

In Wirklichkeit ist guter und ausreichender Schlaf ganz und gar kein Luxus. Er ist notwendig. Wer auf Teile davon freiwillig und mit voller Absicht verzichtet, ist kein Held, sondern dumm. Guter Schlaf hält uns nämlich nicht nur körperlich und seelisch gesund, sondern auch geistig leistungsfähig. Und es ist nicht peinlich, sondern biologisch, dass wir uns wohler fühlen und ausgeglichener sind, wenn wir gut geschlafen haben.

Unsere Jobs stellen höhere Ansprüche als früher, die Arbeit wird verdichtet, Fehler darf es keine geben – und gleichzeitig müssen wir nach allen Seiten freundlich sein. Das ist nur möglich, wenn wir gesund, innerlich ruhig und leistungsfähig sind. Deshalb sind Ausgeschlafene nachweislich im Vorteil.

Tatsächlich schläft nicht einmal mehr jeder zweite Erwachsene in Deutschland wirklich gut. Mindestens jeder Zehnte hat sogar eine behandlungsbedürftige Schlafstörung. Doch es lässt sich etwas tun, gegen fast alle Schlafstörungen. Es ist keine Schlafstörung, wenn man gelegentlich schlechter schläft. Manchmal wächst es sich aber zu einer aus, und dem kann man vorbeugen.

Den guten Schlaf langfristig zu erhalten, ist keine Zauberei. Sogar leichte Schlafstörungen kann man in Eigenregie wirksam meistern. Die Basis dafür ist einschlägiges Wissen über den Schlaf. Dieses Wissen vermitteln die „Schlafschul"-Kurse, die Jürgen Zulley vor einigen Jahren begründete. Die Kurzfassung in schriftlicher Form bietet unsere „Kleine Schlafschule".

Jedes Kapitel in diesem Büchlein erzählt die Geschichte einer anderen Schlaffacette, und fast jede hat auf einer Doppelseite Platz. Wir beginnen mit dem Schlaf, wie ihn die Wissenschaft heute sieht, beschreiben Vorbeugemaßnahmen verschiedenster Art und enden mit den Vorschlägen, wie man sich eine gute Behandlung sucht, falls der Schlaf nachhaltig gestört ist.

Wir freuen uns, dass die Süddeutsche Zeitung diesem Buch bei seinem Erscheinen bescheinigte, „das Zeug zum Klassiker" zu haben. Jetzt haben wir „Die kleine Schlafschule" trotzdem überarbeitet und auf den neuesten Stand gebracht. Dem Verlag Herder danken wir, dass er diese überarbeitete Fassung neu herausbringt.

München und Regensburg
Barbara Knab und Jürgen Zulley

Was der Schlaf ist

Den älteren Kulturen galt der Schlaf als Zeit, wo die Seele sich ins Jenseits begibt oder im All aufgeht. Selbst wir Heutigen sehen noch Engel in schlafenden Kindern. Die Griechen hatten einen Gott, der für den Schlaf zuständig war; er hieß Hypnos, und sein Zwillingsbruder war Thanatos, der Gott des Todes. Schlaf und Tod in engster Verwandtschaft: das behagt uns heute nicht wirklich. Doch in Zeiten, wo der Tod nur eine Station auf dem Weg zum nächsten Leben war, keine Niederlage der Medizin, empfand man das wohl weniger schrecklich als heute.

Wir sehen den Schlaf nüchterner als frühere Generationen. Wir wollen wissen, was es damit auf sich hat, wir wollen wissen, wie wir ihn genießen können und wir wollen wissen, ob wir ihn praktisch nutzen können und wozu er dient. Jede Kultur nähert sich ihren Fragen zum Schlaf auf ihre Weise; unsere ist von der Naturwissenschaft geprägt. Die widerlegt keineswegs alle alten Bilder über den Schlaf; manches ändert sie aber ein wenig ab.

Der Schlaf ist ein kleines, aber wichtiges Thema der Biologie. Wir erzählen in diesem Kapitel einiges darüber, was die Schlafforschung in den letzten Jahrzehnten herausgefunden hat. Es gilt für gesunde Erwachsene, die nachts schlafen und tagsüber wach sind. Alle Besonderheiten – bei Kindern, älteren Menschen und bestimmten äußeren Umständen – folgen in späteren Kapiteln. Die Forschungsergebnisse sind die Basis für die Schlafhilfen, die wir in späteren Kapiteln diskutieren.

Schlafen – Weisheiten und Wissenschaft

Eine von drei Stunden unseres Lebens schlafen wir, doch was uns dabei genau widerfährt, können wir nicht ohne weiteres beschreiben. Bewusst erleben wir nämlich nur eines am Schlaf – sein Ende. Und da sind wir bereits wach. Selbst das Einschlafen entzieht sich unserer Wahrnehmung. Wer sich dabei unbedingt selbst beobachten möchte, erfährt nur eins: Er oder sie bleibt wach. Bewusst erleben können wir den Schlaf immer nur im Rückblick, und bei den Träumen ist es genauso. Wir wachen auf und stellen fest: Ich tauche auf, aus Schlaf oder Traum.

Auch die Außenwelt im Schlaf nehmen wir nicht bewusst wahr: bewusstlos sind wir dabei keineswegs. Bewusstlose bleiben nämlich bewusstlos, was immer man mit ihnen anstellt. Aus dem Schlaf dagegen kann man uns jederzeit wecken, der Reiz muss nur stark genug sein. Auch im Schlaf informieren unsere Sinne das Hirn nämlich darüber, was sich gerade abspielt – allen voran das Gehör. Die meisten der dabei wahrgenommenen Ereignisse verwirft das Gehirn als uninteressant; massivere alarmieren es und wir wachen auf: ein lauter Ton, ein plötzliches, helles Licht, eine heftige Berührung.

Meist halten wir die beiden wachen Lebensdrittel für selbstverständlicher als das eine, in dem wir schlafen. Nach dem Sinn des Wachseins fragt deshalb kaum jemand, und wenn, dann geht es gleich um den Sinn des Lebens überhaupt. Doch wieso wir schlafen, fragen sich viele, und ob wir wirklich ein Drittel unseres Lebens so „untätig" zubringen müssen; zumal wir uns nicht einmal darauf verlassen können, dass wir auch gut schlafen. Dass wir im Schlaf untätig sind, schließen wir aus dem, was wir bewusst wahrnehmen: praktisch nichts. Doch das beweist nichts, schließlich nehmen wir auch nicht wahr, wie unser Immunsystem arbeitet. Deshalb möchten wir hier die Frage nach dem Warum des Schlafs zurückstellen. Zuerst kommt eine andere: was geschieht eigentlich, wenn wir schlafen? Das ist die Stunde der systematischen Beobachtung und damit der Wissenschaft. Wenn andere Menschen schlafen, können wir einige grundlegende Fakten mit relativ einfachen Mitteln beobachten. Auf der Hand liegt das Kriterium, anhand dessen Eltern bei ihren Kindern und Krankenschwestern bei ihren Patienten beurteilen, ob sie schlafen: im Schlaf atmen wir langsamer und regelmäßiger. Die Augen sind geschlossen und entspannt. Das Herz schlägt langsamer. Die ganze Haltemuskulatur ist regelrecht schlaff, lockerer, als sie im Wachen je sein kann: Wer schläft, kann keinen Gegenstand halten, weder stehen noch gerade sitzen. Deshalb schläft man am besten gleich im Liegen.

Wer herausfinden will, was es mit dem Schlaf auf sich hat, kommt allerdings mit diesen einfachen Beobachtungen nicht aus. Mehr erfahren wir nur, wenn wir spezielle Messverfahren und Anordnungen benutzen. Die wichtigste Anordnung ist das Schlaflabor.

Im Schlaflabor – wie man der Natur auf die Schliche kommt

Ein Organ schläft zuallererst: das Gehirn. Seit Ende der 20er-Jahre des 20. Jahrhunderts benutzen Forscher deshalb in erster Linie das EEG[1], um dem Schlaf auf die Spur zu kommen. Die Nervenzellen des Gehirns geben ständig verschieden starke elektrische Impulse ab. Die misst das EEG. Allerdings haben wir keine Steckdose im Kopf: die Spannung bewegt sich durchwegs im Mikrovolt-Bereich. Zweites wichtiges Merkmal des Schlafs: die Augen bewegen sich, mal langsam und mal schnell. Drittes Merkmal: die gesamte Muskulatur wird schlaff. Eine „Schlafableitung" erfasst mindestens diese drei Merkmale. Will man prüfen, ob jemand eine Schlafstörung hat, kommen noch weitere hinzu; mehr darüber im letzten Kapitel.

Seit etwa 1950 übernachten Versuchspersonen in „Schlaflaboren". Sie zeigen der Wissenschaft, wie der Schlaf in einer guten Nacht verläuft, aber auch, was dabei alles schiefgehen kann. Sie schlafen mindestens zwei Nächte mit mindestens neun Elektroden am Kopf. Zwei kleben auf der Schädeldecke und zwei hinter den Ohren für das EEG. Zwei Elektroden sind an der Außenseite der Augen befestigt, links oben und rechts unten oder umgekehrt; sie messen, wann sich die Augen bewegen. Zwei Elektroden kleben am Mundboden und erfassen die Muskelspannung dort, stellvertretend für alle Muskeln. Außerdem gibt es eine Erdung, schließlich haben wir es mit – wenn auch schwachen – elektrischen Strömen zu tun. Die Intensität der Ströme wird aufgezeichnet und in Wellenbilder „übersetzt", die am Computerbildschirm angezeigt werden – das ist die Schlafpolygraphie – und dann ausgewertet.

---

[1] Elektroenzephalogramm; enzephalon (gr.) = Gehirn

Wenn Sie normalerweise gut schlafen, schlafen Sie in einer fremden Umgebung vermutlich etwas schlechter als sonst. Im Schlaflabor gilt das verstärkt. Schließlich ist man dort nicht einfach fern der Heimat. Man hat auch noch Kabel am Kopf und weiß außerdem, dass der eigene Schlaf beobachtet wird. In einer solchen Situation beobachten sich die meisten von uns automatisch auch noch selber. Das verträgt sich nicht mit gutem Schlaf. Die Aussagen darüber, was „normaler" Schlaf ist, stammen deshalb aus Schlafableitungen ab der zweiten Nacht; dann ist einem die Laborsituation vertraut und der Schlaf etwa so wie zu Hause.

Man hat vier verschiedene Tiefegrade des Schlafs festgelegt: je tiefer der Schlaf, desto schwerer sind wir zu wecken. Im Stadium 1 schlafen wir am leichtesten, im Stadium 4 am tiefsten. Die Schlafstadien 1 bis 4 sind vom EEG her definiert, je nach Frequenz und Spannung der Hirnaktivität. Die elektrischen Wellen in Stadium 1 heißen Theta, sie schwingen 4 bis 7 Mal in der Sekunde (Hertz) und sind mit etwa 10 Mikrovolt (µV) relativ niedervoltig. Der Tiefschlaf von Stadium 4 hat mindestes zur Hälfte sogenannte Delta-Wellen; sie schwingen mit 1 bis 2 Hertz sehr langsam, erreichen aber 75 µV. Auch Stadium 3 zählt noch zum Tiefschlaf – jede halbe Minute, in der das Hirn mindestens sechs Sekunden lang Deltawellen produziert.

Ein fünftes Schlafstadium unterscheidet sich von den Stadien 1 bis 4 radikal: REM. REM bedeutet „rapid eye movement", also „schnelle Augenbewegung". Immer dann, wenn wir nachts – oder auch morgens – aufwachen und uns noch in einer anderen Welt und einer bunten Geschichte bewegen, hatten wir zuvor REM, den Traumschlaf schlechthin. Im REM-Schlaf befinden wir uns, wenn diese schnellen Augenbewegungen auftreten; gleichzeitig entspannen sich alle Muskeln außer denen der Augen so weit, dass wir im REM nachgerade gelähmt sind. Das EEG allerdings entspricht dem Stadium 1, also der Zeit des Einschlafens. Deshalb heißt der REM-Schlaf auch „aktiver Schlaf". Da REM so auffällig ist, hat man kurzerhand die übrigen vier Stadien zum „non-REM-Schlaf" zusammengefasst.

In einer Nacht wechseln sich die fünf Schlafstadien mehrfach ab, vier bis fünf „Schlafzyklen" von jeweils etwa 90 Minuten folgen regelmäßig aufeinander. Jeder Zyklus ist auch in sich geordnet: er beginnt mit Stadium 1 bzw. 2 und endet mit REM. Dazwischen sinkt man in den Tiefschlaf, meistens in den ersten zwei bis drei Zyklen. Junge Erwachsene schlafen ein Fünftel der Nacht tief, falls sie einigermaßen regelmäßig leben. Ab 40 wird das erheblich weniger, und ab 60 fehlt der Tiefschlaf für gewöhnlich. Der REM-Schlaf nimmt von Zyklus zu Zyklus mehr Zeit ein, zu Beginn der Nacht 10 bis 20 Minuten, am Morgen 45. Ein Viertel der ganzen Nacht verbringen wir im REM. Wie die Stadien in einer Nacht aufeinanderfolgen, zeigt die Abbildung gegenüber.

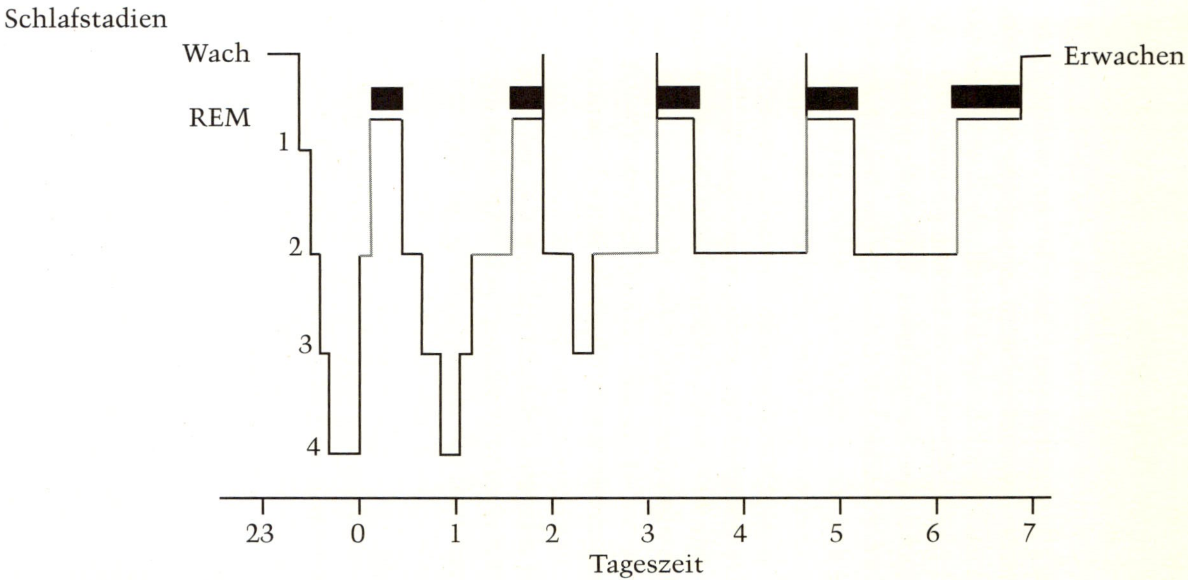

Die Nacht auf einen Blick.
Wenn man die Schlafpolygraphie in den „Schlafplot“ übersetzt, sieht man, wie sich die Schlafstadien 1 bis 4 und REM regelmäßig abwechseln. Zwischendurch gibt es kleine Wachepisoden. Stadien 3 und 4: Tiefschlaf, Stadium 2: Leichtschlaf, Stadium 1: sehr leichter Schlaf, Einschlafen (1 bis 4: non-REM). REM: aktiver Schlaf mit schnellen Augenbewegungen, Traumschlaf.

Einschlafen – empfindliche Übergänge

Das Schlaf-EEG kann man auf einen Blick vom Wach-EEG unterscheiden. Schwieriger wird es dort, wo das Wachen ins Schlafen übergeht. Einschlafen nämlich ist ein sanfter Prozess, der sich Zeit lässt. Es ist keine zeitliche Punktlandung, und nur so etwas könnte man auch im EEG unmittelbar sehen. In diesem Prozess tauchen wir immer wieder kurz in den Schlaf ein und wachen kurz wieder auf. Wir erleben es oft eher als Dösen, nach EEG Schlafstadium 1. Die Augen bewegen sich langsam hin und her, in der Schlaf-Aufzeichnung sieht das so aus, als würden sie rollen. Ohne unser Zutun beginnen auch sämtliche Muskeln, sich auf den Schlaf vorzubereiten. Sie entspannen sich, und gelegentlich zucken sie dabei unwillkürlich. Vor dem inneren Auge entstehen bunte Bilder und die Gedanken zerfließen.

Nun musste man trotzdem festlegen, was man praktisch unter „eingeschlafen" verstehen will. Man entschied sich für die erste Minute Stadium 2, weil die meisten Menschen ungefähr ab diesem Zeitpunkt nicht mehr zwischen Schlafen und Wachen hin und her pendeln, sondern weiterschlafen. Gemäß diesem Kriterium schlafen die meisten Leute abends nach zehn bis 15 Minuten ein, Männer etwas schneller als Frauen. Regelmäßig länger als 30 Minuten sollte man nicht brauchen, das ist die Schallgrenze für Schlafstörungen.

Diese Einschlafphase ist labil. Werden wir in dieser Zeit geweckt – durch Töne, Berührung oder auch sehr heftige Einschlafzuckungen –, dann fühlen wir uns meistens „nur" gestört, nicht geweckt. Leider reagieren wir genau in dieser Phase bereits auf recht schwache Reize oder Störungen. Das verlängert dann nicht einfach den Einschlafprozess, oft genug unterbricht es ihn. Hat der Reiz das Gehirn nämlich voll aktiviert, sind wir richtig wach und das Einschlafen beginnt völlig von vorne.

Im Normalfall legen wir uns schlafen, wenn wir müde sind. Aber das genügt nicht, damit wir gut einschlafen und ungestört von einem Bewusstseinszustand in den anderen gleiten. Wir müssen zusätzlich entspannt sein, sowohl geistig als auch körperlich. Der entspannte Wachzustand ist im EEG geprägt durch „Alpha-Wellen"; sie sind schneller als das EEG in Stadium 1, aber langsamer als beim Denken oder Sprechen, Lesen oder Fernsehen. Wer geistig aktiv oder gar angespannt ins Bett geht, wird sich deshalb schwertun mit dem Einschlafen.

Unser Hirn entspannt sich nicht nur abends, wenn wir müde sind, sondern nutzt dazu jede Gelegenheit, bei der es um uns herum monoton zugeht und womöglich gleichzeitig dunkel ist. Sind die Außenbedingungen längere Zeit monoton, dann schlafen wir ein. Um das zu vermeiden, müssen wir uns gezielt wach halten. Das ist möglich, weil wir die Entspannung immer wahrnehmen und der Schlaf flexibel ist. Auch wenn es manchmal nur zwei Minuten dauert vom entspannten Wachsein bis zum Schlaf; die angenehme Entspannung warnt uns. Es gibt Situationen, wo es uns das Leben retten kann, wenn wir diese Entspannung rechtzeitig wahrnehmen. Eine davon ist das Autofahren. Nur wer das Warnsignal Entspannung wahr- und ernst nimmt, kann gegensteuern: Licht machen, Musik hören oder mit jemandem sprechen.

Träume – Parallelwelten im Schlaf

Was Menschen am Schlaf immer besonders fasziniert hat, sind die Träume, die sie sich lange nur als Botschaften aus einer anderen Welt erklären konnten. Die mochte schön sein oder schrecklich, sie blieb privat, vielleicht spirituell. Im Alltag dagegen ging es immer schon um die Probleme der Welt, die uns allen gemeinsam ist. Rein sprachlich hat das Wort „träumen" dieselbe Wurzel wie „trügen". Genau das spiegelt der Reim vergeblicher Hoffnung auf Ruhm, Glück und Reichtum: „Träume sind Schäume". Sigmund Freud dagegen behauptete, Träume zeigten verschlüsselt das neurotische Unbewusste an. Man müsse sie deuten, in die Sprache der gemeinsamen Welt übersetzen, dann würden Neurosen geheilt. Ohne Neurose keine Träume; deshalb hielt Freud den „traumlosen Schlaf" für den besten, den „einzig richtigen".

Da irrte Freud. Es mag sein, dass jemand in den non-REM-Stadien 1 bis 4 nicht träumt. Im REM-Stadium, wenn die Augen hin und her rasen und das Gehirn so aktiv ist wie beim Einschlafen, träumen wir dagegen regelmäßig. Ein völlig traumloser Schlaf wäre deshalb einer ohne REM – und der wäre gerade nicht „gut" oder gar „einzig richtig". Außerdem haben alle Säugetiere und Vögel REM-Schlaf, und wir Menschen beginnen damit vor der Geburt. Das kann nun wirklich nicht direkt Neurosen anzeigen. Freud erfuhr das nicht mehr, vielleicht hätte er andernfalls seine Theorie geändert.

Tatsächlich träumen wir alle mehrmals in der Nacht. Wir erinnern uns fast immer an lebhafte Träume, falls wir direkt aus REM aufwachen, aus anderen Schlafstadien kaum. Morgens sind die meisten Träume trotzdem gelöscht. Vom Inhalt her sind REM-Träume lebhaft, aber selten bizarr; sie bearbeiten und wandeln ab, was wir gehört, gesehen oder gelesen und womit wir uns kurz zuvor beschäftigt haben. Im Laufe des Heranwachsens ändern sich auch die Träume: weckt man kleine Kinder aus REM, dann berichten sie bevorzugt von Gegenständen oder von Tieren, die herumstehen (anders scheint es nur bei kindlichen Angstträumen zu sein). Bis zur Pubertät gesellen sich dann Menschen dazu und die Träume werden immer mehr zu lebhaften Geschichten. Das bleibt dann so, nur die Themen ändern sich.

Unabhängig davon gelten die REM-Phasen heute als die Zeiten, in denen das Gehirn Nerven fest verbindet. Es übt bestimmte Dinge und räumt sich quasi selber auf. Es bewertet, was wir am Tage erlebt, aufgenommen und vorläufig gespeichert haben. All das bewegt sich dann durch die Träume. Nur die Informationen, die das Gehirn als wichtig bewertet, speichert es dann längerfristig. Was es für überflüssig hält, wird gelöscht. Genau genommen hält uns REM auf diese Weise im Wortsinn den Kopf frei. Umgekehrt gibt es Dinge, die erst dann „sitzen", wenn wir mal „drüber geschlafen" haben, und das heißt: einmal REM drüberlaufenlassen; dazu gehören Bewegungen vom Skifahren bis zum Klavierspielen. Kurz: unser Gehirn funktioniert am Tage nur dann gut, wenn es sich nachts die richtige Menge REM verschafft hat. Oder auch, wenn es genug geträumt hat von all dem, was wir so erlebt haben.

Aufwachen – nachts und morgens zweierlei

Auch gute Schläfer wachen nachts öfter auf. Sie tun das sehr kurz, aber sehr häufig, jede Nacht im Schnitt 28 Mal. Meistens ist das um eine REM-Phase herum oder aus Stadium 2, selten aus dem Tiefschlaf. Oft bewegt man sich kurz und ändert die Lage, und dann ist die Schlafableitung bis zu einer Minute nicht auszuwerten („movement time", MT im Schlafprotokoll). Nach der Bewegung sinkt man manchmal in Stadium 2, als wäre nichts gewesen; manchmal zeigt das EEG auch „wach", wenn man sich wieder ruhig verhält, doch kurz darauf schläft man weiter. Beide Arten des Aufwachens fallen für gewöhnlich dem Vergessen anheim. Morgens erinnern wir uns höchstens an Episoden, die wir nachts vollbewusst wahrnehmen; die haben dann meist mehrere Minuten gedauert.

Diese kurzen Wachepisoden in der Nacht beeinträchtigen den Erholungswert des Schlafs nicht. Auch warmblütige Tiere wachen nachts auf, besonders wenn sie alleine sind. Das Gehirn scheint mit dem Aufwachen immer mal zu prüfen, ob die Luft rein ist. Falls Sie je im Freien geschlafen haben, sind Sie sicher häufiger ein wenig länger aufgewacht als sonst und haben sich vermutlich auch daran erinnert.

All das gilt, wenn man ungestört und im Liegen schläft. Unter erschwerten Bedingungen wacht man öfter und vor allem länger auf, genau genommen wird man geweckt. Das geschieht etwa, wenn man sitzt statt liegt wie beim Reisen, wenn der Raum heiß und die Luft schlecht ist, wenn es ungleichmäßig laut ist wie bei Straßenlärm oder wenn in der Nähe Flugzeuge starten und landen. Solche Weck-Aktionen beeinträchtigen die Schlafqualität sehr wohl.

Beim Aufwachen am Morgen liegt der Fall ein wenig anders. Ohne Wecker wachen wir morgens spätestens auf, wenn die eigene optimale Schlafdauer vorbei ist; eigentlich nennen wir das „ausgeschlafen". Es kann früher erfolgen, wenn Tagesgeräusch oder helles Licht hereindringt, oder wenn die Innere Uhr sagt: jetzt ist „deine" Zeit. Ähnlich wie beim Einschlafen pendeln wir vor dem endgültigen Aufwachen eine Zeitlang zwischen „Wachen" und „Schlafen" hin und her. Wir kommen sozusagen nur allmählich zu uns. Motorisch wären wir ungeschickt und könnten das Gleichgewicht nicht richtig halten; weder körperlich noch geistig brächten wir etwas zustande. Dieses Zu-sich-Kommen bezeichnet die Schlafmedizin als Schlaftrunkenheit. Sie ist besonders stark, wenn der Wecker in den Tiefschlaf hinein läutet, schwächer aus REM und harmlos in den morgendlichen Leichtschlafphasen; dann beschleunigt er nur den natürlichen Aufwachprozess.

Etwa eine von sechs Personen schafft es, täglich zur gleichen Zeit aufzuwachen, ohne Wecker und wenn es sein muss, um 3 Uhr nachts. An dieses „Terminerwachen" kann man das Gehirn offenbar gewöhnen; bereits eine Stunde vorher steigt nämlich die Körpertemperatur.

Etwas ganz anderes ist die „Kopfuhr", eine Art innerer Wecker zu ungewöhnlichen Zeiten. Allerdings hat noch nie jemand nachgewiesen, dass es die Kopfuhr wirklich gibt. Wer sich vornimmt, zu einer beliebigen Zeit aufzuwachen, schläft extrem leicht, ähnlich wie im Bereitschaftsdienst. Dabei wacht man nachts sehr häufig für länger auf; einmal steht man dann auch auf.

Aus dem Bauch – Temperatur und innere Organe im Schlaf

Die inneren Organe erledigen unseren Stoffwechsel. Sie zerlegen die Nahrung in nutzbare Nährstoffe, versorgen das Blut damit und mit Sauerstoff, pumpen es durch die Adern und sorgen für den richtigen Druck dabei. All das über 24 Stunden und gesteuert vom vegetativen Nervensystem. Das vegetative Nervensystem ist zweigeteilt: das „sympathische" System arbeitet vorwiegend, wenn wir aktiv sind, das „parasympathische" ist zuständig für automatische Abläufe und Erholungsprozesse. Der Tag gehört eher dem sympathischen System, die Nacht dem parasympathischen.

Im Schlaf atmen wir langsamer und regelmäßiger, aber es geht etwas schwerer. Der Atem begegnet nämlich auf seinem parasympathisch gesteuerten Weg in die Lunge größeren Widerständen als tagsüber, und die Lunge nimmt auch weniger Luft auf. Gleichzeitig arbeitet das ganze Herz-Kreislauf-System gemächlicher, insbesondere schlägt das Herz langsamer, und in den non-REM-Phasen fällt der Blutdruck ab; beides ist dann etwa ein Fünftel niedriger als tagsüber, im tiefsten Keller morgens gegen 3 Uhr. Das hat mit dem Liegen und der Ruhe zu tun, aber auch mit der Inneren Uhr. Würde der Druck nachts nicht abfallen, wäre seine Regulation nicht in Ordnung. Vor dem Erwachen steigt der Blutdruck wieder an, die Herzfrequenz bleibt aber niedrig.

Die Körpertemperatur beginnt abends langsam zu sinken, bis sie gegen 3 Uhr morgens den tiefsten Wert erreicht; der kann bis zu einem Grad Celsius unter dem Abendwert liegen. Danach steigt die Temperatur wieder, ist aber morgens immer noch ein halbes Grad niedriger als abends. Die Temperaturänderungen verursacht die Innere Uhr.

Die Innere Uhr steuert auch einen großen Teil der Verdauung. Als direkte Folge des Essens erfolgt zwar die „digestive" Verdauung; doch zusätzlich arbeitet das Verdauungssystem auch nach Tageszeiten, nämlich nach einem Zwei-Stunden-Rhythmus. Dann „knetet" der Magen-Darm-Trakt die Speisen: zunächst der Magen, später der Dünndarm. Gleichzeitig schütten Drüsen in Magen, Galle und Bauchspeicheldrüse Verdauungssäfte aus. Abends bildet der Magen die größte Menge Magensäure, morgens, wenn diese Innere-Uhr-Verdauung beendet ist, besonders wenig. Während der ganzen Nacht bis in den Morgen hinein sind Leber und Magen-Darm-Trakt besonders gut durchblutet, mittags besonders wenig. Gleichzeitig arbeiten morgens die Nieren auf Hochtouren. Am Ende der nächtlichen Verdauungsarbeit entleert sich der Darm leichter als abends; der Gang zur Toilette ist nicht zufällig meist morgens.

Die nächtliche Verdauung im Schlaf ist langsamer und gründlicher als die digestive direkt nach dem Essen. Daraus folgt zweierlei: Abends vertragen wir viele Medikamente besser, etwa Schmerzmittel. So kann man abends mit Schmerzmitteln mehr erreichen. Zum anderen tun Sie sich immer etwas Gutes, wenn Sie abends auf jede schwere Mahlzeit verzichten; sie liegt nämlich unweigerlich im Magen, weil sie den nachhaltigen Verdauungsprozess beeinträchtigt.

Hormone – auch im Schlaf mit von der Partie

Hormone sind Wirkstoffe, die der Körper selbst produziert und damit seinen Stoffwechsel beeinflusst. Jeder kennt die Sexual- und Schilddrüsenhormone, daneben haben vor allem Wachstumshormon, Cortisol und Melatonin mit Schlaf oder Innerer Uhr zu tun.

Das Wachstumshormon ist für den Aufbau der Zellen unerlässlich. Es fördert allgemein Wachstum und Regeneration, erhöht die Eiweißbildung und ermöglicht, dass Gewebeelemente ersetzt und energieliefernde Substanzen bereitgestellt werden. Es bahnt den Schlaf direkt, insbesondere den Tiefschlaf. Parallel zum Wachstumshormon werden „Interleukine" ausgeschüttet, die bei der Immunreaktion eine Rolle spielen. Außerdem fördern sie wahrscheinlich direkt das Einschlafen. Interleukin 1 erhöht die Körpertemperatur und vermehrt den Tiefschlaf. Interleukin 2 teilt dem Immunsystem mit, dass eine Entzündung im Körper zu bekämpfen ist. Durchwachte Nächte behindern damit die Arbeit des Immunsystems unmittelbar.

Das Wachstumshormon beginnt kurz vor dem Einschlafen, sich zu bilden und zu verbreiten, und dabei bleibt es die erste Nachthälfte. Etwa zur Nacht-Halbzeit kommt dann Cortisol an die Reihe, das wichtigste Steroidhormon der Nebennierenrinde, das bis etwa 3 Uhr morgens keinerlei Rolle spielt. Ab diesem Zeitpunkt sorgt die Innere Uhr dafür, dass sich immer mehr Cortisol bildet. Wachstumshormon und Cortisol werden aber nicht gleichzeitig ausgeschüttet. Logischerweise endet um diese Zeit die Phase des Wachstumshormons.

Cortisol stellt Energie bereit, erhöht den Blutzuckerspiegel, minimiert den Eiweißumsatz und hemmt das Immunsystem. Es macht wach, bei Stress hellwach, und wird deshalb auch als „Stresshormon" bezeichnet. In der zweiten Nachthälfte bereitet es den Organismus darauf vor, morgens richtig wach zu sein. Im Normalfall ist die Konzentration des Cortisols im Blut morgens beim Aufstehen die höchste des Tages; nur in akuten Stressituationen steigt sie noch mehr. Abends bremst dann das Wachstumshormon das Cortisol. Schläft man zu wenig, kann es das nicht tun, und der Cortisolspiegel ist ständig zu hoch. Das verursacht psychisch eine Art Dauerstress und das Blut enthält langfristig zu viel Cortisol. Bei längerem Schlafentzug steigt der Blutzuckerspiegel und man nimmt zu. Das hat klare Konseqenzen: man altert vorzeitig und hat Symptome wie bei Frühdiabetes.

Auch die Schilddrüse produziert im Schlaf ihre T3- und T4-Hormone. Sie ermöglichen Aktivität, fördern den Stoffwechsel, die Bildung von Eiweiß und die Differenzierung der Zellen. Im weitesten Sinne sind auch sie für Wachstum und Regeneration zuständig. Bildet die Schilddrüse zu wenig dieser Hormone, dann folgen depressionsähnliche Symptome; ein Grund für den Mangel kann eine echte Unterfunktion sein, ein anderer Schlafentzug.

Die ganze Nacht hindurch schüttet die Zirbeldrüse im Gehirn ihr „Schlafhormon" aus, das Melatonin. Es stößt den Schlaf an und drückt die Stimmung. Gesteuert wird es von der Inneren Uhr. Melatonin ist „lichtempfindlich"; sobald helles Licht ins Auge fällt, leitet dieses die Lichtinformation an die Zirbeldrüse weiter. Die beendet sofort die Produktion.

Alpha und Beta – EEG-Gegenstücke zum Schlaf

So lange wir leben, ist unser Gehirn ohne Pause aktiv. Im Schlaf arbeiten die Nervenzellen etwas langsamer und produzieren mehr elektrische Spannung, im Wachzustand schneller bei niedrigerer Spannung. Weder im Wachen noch im Schlafen beschränkt sich das Hirn auf einen Zustand. Systematisch wechselt es zwischen verschiedenen Aktivitätszuständen hin und her. Im Schlaf geht es von einem Schlafstadium ins andere und wieder zurück, und im REM-Stadium erfindet es allerlei bunte Träume. Man kann keine EEG-Stadien des Wachens finden, die ähnlich klar abgrenzbar sind wie die Schlafstadien, und folglich kann es auch keine Abfolge solcher Stadien geben. Und dennoch: Oft sind wir tagsüber hochaktiv und hochkonzentriert, häufiger nur halb konzentriert. Manchmal schweifen die Gedanken ab, manchmal sind wir geistig entspannt, gelegentlich gelangweilt, müde oder gar erschöpft. Ab und zu schlafen wir unabsichtlich für Sekunden ein, manchmal ganz absichtlich ein wenig länger.

All das spiegelt das Tages-EEG. Je konzentrierter wir sind, desto schneller seine Wellen und desto kleiner die Spannung. Die jeweils zuständigen Hirnzellen wechseln zwischen sehr schnellen Beta-Wellen, die bei höchster Konzentration auftreten, und den relativ schnellen Beta-Wellen, die das Gehirn produziert, wenn wir uns normal konzentrieren und denken. Zwischendurch zeigen sie die mittelschnellen Alpha-Wellen entspannten Wachseins. Alpha ist angenehm; es herrscht vor, wenn wir darauf verzichten, gezielt Probleme zu lösen, bei der Meditation, und während der körperlichen und geistigen Ruhe vor dem Einschlafen. Die EEG-Aktivitäten wechseln sich ab, mal mehr vom einen, mal mehr vom anderen, und zwischendurch ein wenig Theta, das typische EEG-Muster des Einschlafens.

Über längere Zeit halten wir keines durch, weder Hochspannung noch Entspannung, weder Alpha noch Beta. Das Gehirn braucht Abwechslung. Dafür sorgt es selbst, und zwar auch tagsüber mit einer gewissen Ordnung. So haben wir gegen 13 Uhr ein absolutes Tief: wir können uns nur schwer konzentrieren und viele würden am liebsten schlafen. Vier Stunden vorher und vier Stunden später ist es ähnlich, wenn auch schwächer. In allen Fällen verlangsamt sich das EEG: das Hirn zieht sich auf Alpha zurück, gelegentliches Einschlafen mit Theta inklusive.

Dahinter steckt die Innere Uhr. Sie schickt uns abends schlafen, und tagsüber verlangt sie Pausen: regelmäßig senkt sie die Körpertemperatur und verlangsamt die Nerventätigkeit; dann werden wir unkonzentriert und müde. In den Zeiten dazwischen können wir uns am besten konzentrieren: vormittags gegen 11, nachmittags gegen 15 Uhr, und abends zur besten Fernsehzeit. Falls das bei Ihnen jeweils später oder früher ist, sind Sie vielleicht ein ausgeprägter Abend- oder Morgentyp. Doch irgendwann sollten Sie diese drei wirklich fitten Phasen haben.

Ist das bei Ihnen nicht so? Fühlen Sie sich tagsüber häufiger müde als zu den drei üblichen Tiefzeitpunkten – oder gar durchgehend? Dann sollten Sie sich überlegen, ob sie genug schlafen, und sich Ihren Nachtschlaf vorknöpfen.

Der Schlaf ist
für den ganzen Menschen,
was das Aufziehen
für die Uhr.

Arthur Schopenhauer

Wie wir den Schlaf erleben

Die Schlafpolygraphie beschreibt die wichtigste objektive Seite des Schlafs. So beantwortet sie einen großen Teil der Frage, was der Schlaf ist. Dennoch begegnen wir dem Schlaf zuallererst von innen – persönlich und subjektiv; wir erleben ihn, auch wenn wir ihn nicht wirklich zu fassen bekommen. Wir erleben, wann wir schlafen gehen, wie lange wir schlafen, wann wir uns wirklich wach fühlen und was das mit der Schlafdauer zu tun hat.

Will die Wissenschaft vom Schlaf vollständig sein, muss sie auch Aspekte erfassen, die subjektiv sind. Wer aber herausfinden möchte, was alles „normal" ist in Sachen Schlaf. muss eine sehr große Anzahl Menschen untersuchen; das ist nur möglich, wenn man die Menschen fragt. Schließlich kann man nicht abertausende Menschen in Schlaflaboren an Kabel hängen und dort ihren Schlaf untersuchen.

Über die wichtigsten Aspekte des Schlaferlebens berichten wir in diesem Kapitel, einschließlich des Erlebens, nicht zu schlafen. Das verknüpfen wir mit Wissen aus EEG-Studien. Außerdem greifen wir auf die Andechser Versuche zurück. 25 Jahre lang fanden in einem unterirdischen Bunker neben dem oberbayerischen Kloster Andechs Versuche zur Inneren Uhr des Menschen statt. Hunderte Freiwillige verbrachten jeweils mehrere Wochen unter Tage und erfuhren nichts über die Zeit draußen. Dabei stellte sich heraus, dass es nicht einfach der Wechsel von Tag und Nacht ist, der uns schlafen schickt. Eine ganze Menge Rhythmen liegen uns immer schon im Blut. Einer davon ist der Schlaf.

Die Innere Uhr – Zeitgeber und Schlaf

Nicht immer, wenn wir müde sind, schlafen wir auch. Manchmal schaffen wir es nicht, weil wir aufgekratzt sind oder uns mit Problemen herumschlagen. Manchmal wollen wir nicht, etwa weil das Fest zu schön ist oder wir gerade arbeiten oder Auto fahren.

All das ist möglich, weil der Schlaf in gewissen Grenzen flexibel ist; wir müssen schlafen, aber nicht immer und unbedingt zu einem festen Zeitpunkt. Das hat Vorteile: Wir schlafen auf dem Fest nicht ein, solange wir wirklich nicht wollen. Wir reisen in andere Zeitzonen der Erde und leben kurz darauf nach der dortigen Zeit. Es hat aber auch Nachteile: Sobald wir uns geistig nicht entspannen können, bleiben wir schon mal wach, auch wenn wir müde sind und schlafen wollen. Das geschieht vor allem dann, wenn wir nicht aufhören können nachzudenken.

Leben Menschen einige Wochen ohne Zeitinformation – quasi komplett unter Tage –, schlafen sie trotzdem regelmäßig. Die Wissenschaft schließt daraus, dass es eine Innere Uhr gibt – genau genommen viele, aber das lassen wir hier außer Acht. Dieser Uhr unterstehen alle rhythmischen Vorgänge des Körpers, und sie stimmt sie aufeinander ab. Das gilt vor allem für Schlaf, Hormone und Körpertemperatur. Bei den meisten Erwachsenen tickt die Innere Uhr in einem autonomen Rhythmus von 25 Stunden. Normalerweise schlafen wir trotzdem in dem 24-Stunden-Rhythmus, den die Erde vorgibt. Der Grund: Unsere Innere Uhr ist selbst flexibel.

Sie orientiert sich zusätzlich an äußeren Anhaltspunkten. In der Chronobiologie heißen diese Anhaltspunkte „Zeitgeber", und der wichtigste ist das Sonnenlicht. Licht sagt der Inneren Uhr: „es ist Tag", und dann macht sie uns wach. Bei einer sehr hellen Lichtquelle kann das auch nachts sein. Dunkelheit sagt ihr: „es ist Nacht". Prompt schlafen wir bei Schummerlicht ein, zu den Tiefpunkten um 9, 13 und 17 Uhr auch tagsüber. Das sind die „Schlaffenster".

Der zweitwichtigste Zeitgeber sind andere Menschen: unterhalten wir uns bei hellem Licht angeregt, bleiben wir leichter wach als alleine. Der drittwichtigste Zeitgeber ist Regelmäßigkeit. Die Innere Uhr belohnt es mit besserem Schlaf, wenn wir jeden Tag zur gleichen Zeit aufstehen und schlafen gehen. Auch Einschlafrituale und sogar regelmäßige Mahlzeiten erleichtern der Inneren Uhr die Arbeit.

Generell funktioniert alles in unserem Körper dann am besten, wenn die Innere Uhr dafür auf „los" steht. Auf „los" für den Nachtschlaf steht sie einige Stunden vor 3 Uhr morgens; dann schläft man am besten ein. Um 3 Uhr sind Körpertemperatur und Organismus insgesamt biologisch im Keller; das überschläft man dann. Äußere Zeitgeber helfen der Inneren Uhr, das optimale abendliche Schlaffenster zu bestimmen: Es wird dunkel, die sozialen Aktivitäten werden leiser, und die letzte Schlafperiode ist auch schon 16 Stunden vorbei.

Die Innere Uhr arbeitet zuverlässiger, wenn alle Zeitgeber das Gleiche sagen. Widersprechen sie sich, weiß sie nicht, an welchen sie sich halten soll. Bei Schichtarbeit etwa signalisieren Licht und soziale Kontakte dann Wachsein, wenn Schichtarbeiter notgedrungen schlafen müssen. Das kann nicht gutgehen. Und in der Tat klagen neun von zehn Schichtarbeitern über Schlafstörungen.

Subjektiv und objektiv – zwei Seiten der gleichen Medaille

Wir erleben den Schlaf zwar nicht bewusst, doch im Rückblick beurteilen wir ihn trotzdem. Schließlich bewertet das Hirn grundsätzlich alles, und wo es keine klare Information findet, begnügt es sich mit Anhaltspunkten. So überschlagen wir automatisch die Schlaflatenz: wie lange habe ich zum Einschlafen gebraucht? Außerdem schätzen wir, wie oft wir nachts aufgewacht sind und wie lange wir dabei wach lagen. Viele rechnen auch nach, wie lange sie wohl geschlafen haben von Lichtlöschen minus Schlaflatenz bis Weckerläuten.

Auch die Qualität des Schlafs beurteilen wir im Rückblick. Als Kriterien dafür nutzen wir allerdings nicht nur Schlaflatenz und Gesamt-Schlafdauer; wir kalkulieren zusätzlich ein, wie wir uns beim Aufwachen fühlen, und ob wir vormittags wach oder müde sind. Bewerten wir die Nacht im Rückblick als gut, dann gehen wir den Tag erstmal positiver und besser gestimmt an. Geht umgekehrt an einem Tag alles schief, denken wir nach, ob die vorausgegangene Nacht womöglich zu wünschen übrig ließ.

Wer im Schlaflabor schläft, wird immer morgens gefragt, wie es war; Fragen zu Qualität, Schlaflatenz, Aufwachen und Schlafdauer. Diese „subjektiven" Antworten stellt man dann den „objektiven" Laborwerten gegenüber. Gute Schläfer, die die Normdaten aus den Schlaflaboren lieferten, beurteilen ihren Schlaf in der Regel ganz ähnlich, wie ihn das EEG aufgezeichnet hat. Im Normalfall spiegelt das Schlaf-EEG also ziemlich genau, was wir subjektiv erleben. Umgekehrt können wir aus diesem Grund problemlos nutzen, was Menschen „subjektiv" über ihren Schlaf berichten. Damit sind Ergebnisse aus Studien, die „nur" subjektive Angaben verarbeiten, genauso gültig wie EEG-Studien. Nur deshalb kann man mit vertretbarem Aufwand auch gültig herausfinden, was Schlafverhalten und allgemeine Gesundheit miteinander zu tun haben: Man kann die Menschen fragen; wenn es sein muss, Tausende.

Anders ist es bei Schlafgestörten. Diese beurteilen ihren Schlaf oft ziemlich anders, als es das Schlaf-EEG nahelegen würde. Schlafgestörte überschätzen vor allem ihre Schlaflatenz, manche verdoppeln sie im Vergleich zum EEG sogar. Regelmäßig überschätzen sie auch, wie lange sie während derjenigen Episoden nachts wach gelegen sind, an die sie sich erinnern. Manche kommen so auf abenteuerlich kurze Schlafzeiten.

Umgekehrt wachen viele Schlafgestörte nach EEG-Kriterien häufiger für mehrere Minuten auf, als sie morgens berichten, vor allem in der Einschlafphase. Länger als gute Schläfer pendeln sie zwischen Wachen und Schlafen hin und her und nehmen das vor allem zu Beginn der Nacht als durchgehendes Wachsein wahr. Das erklärt wenigstens teilweise, warum sie sich gerade bei der Einschlaflatenz so verschätzen.

Teilweise liegen Schlafgestörte jedoch wirklich länger wach. Eine wichtige Ursache ist die Anspannung: wer nachts aufwacht und sofort Schlimmstes für den nächsten Tag befürchtet, weckt sich damit erstmal richtig. Dann dauert es oft länger, bis er oder sie wieder wegdriftet. Solche Patienten kann die objektive Information gelassener machen; das vergrößert ihre Chancen, nachts schnell wieder weiterzuschlafen.

Schlafdauer – alles Mögliche ist normal

Die meisten Erwachsenen schlafen sieben bis acht Stunden. Das ist nicht gerade neu. Im Prinzip ist das sogar dann so, wenn sie nicht wissen, wie spät es ist: sie sind etwa doppelt so lange wach, wie sie schlafen. Das ist sehr wohl neu. In Andechs war es nicht nur bei Personen so, die einem 25-Stunden-Rhythmus folgten, sondern immer. Und überdies: die Sieben-bis-acht-Stunden-Schläfer leben am längsten.

Messen Sie trotzdem Ihre eigene Schlafdauer nicht starr an diesen Zeiten. Einerseits gelten sie über 24 Stunden; zählen Sie also die Schlafzeiten nachts mit den Minuten Ihrer Tages-Nickerchen zusammen. Andererseits gelten die sieben bis acht Stunden zwar für viele Menschen, aber nicht für alle; es ist ja auch nicht jeder Puls krankhaft, der von 60 Schlägen in der Minute abweicht. Regelmäßig länger als zehn Stunden schläft praktisch niemand und kürzer als fünf Stunden auch nicht. Diese Extreme bezeichnet die Schlafmedizin als echte Kurz- bzw. Langschläfer. Auch die sind normalerweise nicht krank. Zu den bekanntesten Langschläfern zählt Goethe, zu den bekanntesten Kurzschläfern Napoleon.

Falls Sie sich spontan bei den Kurz- oder Langschläfern einordnen, sollten Sie auf drei Dinge achten. Schlafen Sie jeden Tag einigermaßen gleich lange? Wäre das ohne Wecker genauso? Fühlen Sie sich tagsüber wach und bekommen höchstens um die Mittagszeit Lust auf ein Schläfchen? Wenn Sie alle drei Fragen mit „ja" beantworten, schlafen Sie genug. Bleiben Sie dann auf keinen Fall länger im Bett und versuchen Sie nicht, mehr zu schlafen.

Anders ist es, wenn Sie sich mühsam und müde über den ganzen Tag schleppen; dann schlafen Sie zu wenig oder falsch. Dahinter kann eine Schlafstörung liegen. Es kann aber auch sein, dass Sie zu denen gehören, die den Schlaf für Zeitverschwendung halten und immer wieder ausprobieren, ob sie ihr Schlafbedürfnis mit Willenskraft „besiegen" können. Das geht nicht. Man wird nur todmüde.

Seien Sie vorsichtig, wenn sie nach einer (halb) durchwachten Nacht extrem lange schlafen; es könnte zur Folge haben, dass Sie abends nicht müde werden. Schlafen Sie dagegen regelmäßig neun Stunden und sind tagsüber fit, werden Sie kein Problem haben. Stehen Sie dazu. Goethe tat es auch.

Wie groß Ihr natürliches Schlafbedürfnis ist, können nur Sie selbst herausfinden. Versuchen Sie einmal in einem längeren Urlaub, eine gewisse Zeit ganz nach Ihren inneren Bedürfnissen zu schlafen und zu wachen. Die Schlafdauer, die sich in der zweiten oder – besser noch – in der dritten Woche herausstellt, dürfte Ihrer Inneren Uhr am besten entsprechen. Stehen Sie aber auf, sobald Sie aufwachen; „über"schlafen macht auch müde.

Die Schlafarchitektur ist bei Lang- und Kurzschläfern gleich, beide haben 90-minütige nonREM-REM-Zyklen. Absolut verbringen beide gleich viel Zeit im Tiefschlaf, Langschläfer haben mehr leichten und mehr REM-Schlaf. Es gibt keine typischen Langschläfer- und auch keine Kurzschläfer-Persönlichkeiten. Sie sind genauso bunt wie andere Leute auch. Das wusste Napoleon nicht. Er hielt Kurzschläfer – auch sich selbst – für besonders wertvoll. Seinen täglichen Mittagsschlaf hielt der Kaiser deshalb heimlich.

Der Schlaf vor Mitternacht – es ist was dran

Erinnern Sie sich? Der Schlaf vor Mitternacht sei der beste und durch nichts zu ersetzen? Deshalb ab ins Bett? Falls ja, teilen Sie diese Erfahrung mit Millionen Europäern; die Franzosen fassen es noch präziser und sagen, die Stunden vor Mitternacht zählten doppelt. Jedoch: Hat man Ihnen die Behauptung auch begründet? Und wie? Mit der Geisterstunde, mit Energiefeldern, der eigenen Erfahrung, der Moral oder anders? Hat Ihnen die Begründung eingeleuchtet? So, dass Sie den Spruch an Ihre Kinder weitergegeben haben?

Viele alte Sprüche über den Schlaf sind schlicht moralisch, äußerstenfalls stellen sie noch positive Folgen des Bravseins in Aussicht wie der Spruch, „Früh zu Bett und früh wieder auf, gibt gesunden Lebenslauf“. Nun schläft man zwar meistens im Bett, treibt aber gelegentlich auch ganz andere Dinge dort; deshalb fiel das Ganze unter das Thema Moral. Die nahm man in früheren Jahrhunderten ernster als heute und versuchte deshalb mit allen Mitteln, die Zeit im Bett knapp zu halten.

Trotzdem ist der Mitternachts-Spruch nicht einfach tumbe Moral, die einem das Nachtleben vergraulen möchte. Müssen Sie um sechs Uhr aufstehen? Und schlafen Sie am liebsten sieben bis acht Stunden? Dann gehen Sie vermutlich zwischen 22 und 23 Uhr schlafen, und mindestens Ihr erster REM-nonREM-Zyklus liegt vor 24 Uhr.

Der erste ist der Tiefschlaf-Zyklus schlechthin, und da muss mehr kommen als ein sanftes Säuseln, um Sie zu wecken; genau das würde auch jeder Beobachter von außen als besonders guten Schlaf verbuchen. Auf den Tiefschlaf können wir nicht verzichten, Kurzschläfer verbringen genauso viel Zeit damit wie Langschläfer, beide während der ersten fünf Stunden; nur ihn holen wir nach durchwachten Nächten vollständig nach. Insofern ist grundsätzlich der erste Schlafzyklus der „beste"; normalerweise liegt er vor 24 Uhr.

Schlafdauer und erster Schlafzyklus sind indirekte und relative Argumente für den „Schlaf vor Mitternacht". Das direkte und absolute ist die Innere Uhr. Die veranlasst den Organismus am späteren Abend, zunehmend Wachstumshormon und Melatonin auszuschütten. Gleichzeitig senkt sie bis 3 Uhr morgens langsam die Körpertemperatur; sind wir dann wach, frieren wir, sind schlechter Laune und bringen nur unter großen Mühen etwas Vernünftiges zustande. Deshalb ist es besser, wenn wir um diese Zeit schlafen. Gleichzeitig tritt das Hormon Cortisol in Aktion und verhindert weiteren Tiefschlaf. So gesehen ist 3 Uhr morgens ein absoluter Wendepunkt: es ist die biologische Mitternacht.

Wir erholen uns vor allem im Tiefschlaf. Der endet nach fünf Stunden oder nach der biologischen Mitternacht, je nachdem, was früher eintritt. Je näher an 3 Uhr wir einschlafen, umso kürzer wird er sein. Deshalb sorgt die Innere Uhr dafür, dass wir bereits vier bis fünf Stunden vorher bettschwer sind. Für die biologische Mitternacht stimmt der Spruch insofern auch absolut; mit 12 Uhr nachts dagegen hat er nur relativ zu tun, schon gar nicht während der Sommerzeit. Andererseits sollten wir um 3 Uhr noch etwas Schlaf vor uns haben. Deshalb sind wir sechs Stunden vorher hellwach: um 20 Uhr kann fast niemand schlafen. Das ist die Grenze des Spruchs.

Jahreszeiten – der Sommer lässt uns nicht kalt

Wir Menschen halten keinen Winterschlaf. Trotzdem beneiden wir manchmal die Murmeltiere. Auch wenn wir uns nicht wie sie für Monate selbst aus dem Verkehr ziehen, reagieren wir als lebendige Wesen doch auf die ausgeprägten Jahreszeiten in unseren Breiten.

Ein Punkt ist die Temperatur. Wenn es kälter wird, tickt unsere Innere Uhr langsamer; in Herbst und Winter sind wir etwas kühler als in Frühjahr und Sommer. Kühlen wir einmal richtig aus, etwa nach dem Schwimmen oder wenn wir länger draußen waren und nicht warm genug angezogen, dann brauchen wir im Dezember deutlich länger als im Juli, um uns wieder aufzuwärmen. Außerdem ist der Blutdruck im Winter höher als im Sommer und bei Anstrengung steigt er auch noch mehr.

Andererseits reagieren wir auf die Sonne als unseren wichtigsten Zeitgeber. Die scheint im Winter erheblich kürzer als im Sommer, und schwächer ist sie auch noch, weil ihr Licht schräger einfällt. Im Winter gibt sie unserer Inneren Uhr also erheblich später und schwächer Bescheid, dass es Tag ist, und wir produzieren auch mehr Melatonin. Das senkt die Stimmung und macht müde.

Deshalb schlafen wir im Winter tatsächlich länger als im Sommer und wachen morgens später auf. Trotzdem sind wir auch tagsüber etwas müder, ganz besonders die Morgentypen. Schlaftechnisch kommen wir deshalb am besten über den Winter, wenn wir uns das zugestehen und das Zeitkorsett nicht allzu streng schnüren. Leider haben die wenigsten die Möglichkeit, morgens einfach länger zu schlafen, außer am Wochenende. Das allerdings steht dem Bedürfnis der Inneren Uhr nach Regelmäßigkeit entgegen: wer am Sonntag morgens zu lange schläft, ist abends möglicherweise hellwach. Deshalb bleibt nur eins: im Winter abends generell früher schlafen gehen. Das fällt denen sogar am leichtesten, die es am nötigsten haben: den Morgentypen.

Sobald die Tage im Frühjahr länger und heller werden, unterdrückt das Sonnenlicht die Ausschüttung des Hormons Melatonin. Dann schlafen wir prompt weniger, und dieser kleiner Schlafentzug macht müde. Gleichzeitig steigen die Außentemperaturen; an die muss sich der Körper nach dem Winter neu anpassen. Dazu erweitert er erstmal die Blutgefäße; der Nebeneffekt: der Blutdruck fällt. Mit einem tieferen Blutdruck können wir uns nicht nur schwerer zu etwas aufraffen, sondern fühlen uns allgemein schlapp und müde. Vor allem das macht die Frühjahrsmüdigkeit aus. Doch sie dauert nicht lange. Nach wenigen Tagen hat sich der Körper auf die Wärme ein- und die Adern wieder enger gestellt. Das beendet die Frühjahrsmüdigkeit.

Kreislauftraining beschleunigt diese Einstellung, und wenn Sie sich draußen bewegen, ist das besonders wirksam. Draußen wirkt das Tageslicht intensiver, der Körper produziert noch weniger Melatonin, so dass wir aktiver sind und besserer Laune. All das sind die Frühlingsgefühle. Erst wenn wir an die wärmeren Temperaturen gewöhnt und aus der Frühjahrsmüdigkeit aufgetaucht sind, erleben wir die positive Seite des Frühjahrs wirklich: das Erwachen der Natur. Der Übergang in den Sommer ist dann völlig organisch; dann schlafen wir für einige Monate weniger und sind fitter.

Kinder – auch der Schlaf entwickelt sich

Wenn ein Kind das Licht der Welt erblickt, wird plötzlich alles radikal anders. Dazu gehören auch die Ruhe-Aktivitäts-Rhythmen, die es ab dem sechsten Monat der Schwangerschaft eingehalten hatte. Föten sind mal aktiv, mal ruhig, und sie schlafen viel, vier Fünftel davon im REM. Das zeigt zwar, dass Träume kein Beleg für Neurosen sind, wirft aber erst recht die Frage auf, wozu sie dienen. Man vermutet heute, dass sich das fetale Gehirn im REM-Schlaf selbst trainiert, damit es nach der Geburt so weit funktioniert, wie es soll.

Bis zur Geburt hängt unser Leben an der Nabelschnur. Sie bringt auch die Botschaft, wann es Zeit ist zu ruhen und wann es Zeit ist, aktiv zu sein. Die Botschaft zum Wachsein bringt vor allem das Aufwachhormon Cortisol, das die Mutter ab 3 Uhr morgens ausschüttet. Diese Botschaft fällt mit der Geburt weg. So muss das Kind plötzlich nicht nur selbst essen und ausscheiden, sondern beides auch noch mit dem Schlafbedürfnis koordinieren. Wann es trinkt oder ausscheidet, wann es schläft oder in die Welt schaut, wirkt zunächst ein wenig chaotisch. Doch viele Kinder entwickeln recht bald einen Vier-Stunden-Rhythmus; in diesem Takt ticken wir auch später gelegentlich, dann, wenn wir schwer krank sind.

Auch das Neugeborene schläft in der Reihenfolge leicht, tief und REM; allerdings dauert sein Schlaf-Zyklus 60 statt 90 Minuten. Es schläft 15 bis 17 Stunden, leider wie es ihm kommt, und nicht am Stück. Die meisten Neugeborenen verlängern ihre Schlaf-Abschnitte sehr bald, vor allem, wenn die Mutter ihnen dabei Spielraum lässt. Das kann strapaziös sein, insbesondere dann, wenn das Kind nachts erstmal längere Wachzeiten einlegen und dabei nicht allein sein möchte. Doch zum Glück schaffen es die meisten Kinder spätestens mit drei Monaten, mindestens acht bis neun Stunden nachts zu schlafen; tagsüber halten sie dann bis zu drei kleinere Schläfchen.

Das nächtliche Schlafbedürfnis verkürzt sich ständig, bis es in der Pubertät bei etwa achteinhalb Stunden angekommen ist. Wie schnell es abnimmt, ist von Kind zu Kind verschieden. Es hat mit dem Wachstum und der genetischen Ausstattung zu tun, aber auch mit dem Gesundheitszustand: jeder Schmerz, jedes Verdauungsproblem und jede verstopfte Nase stört den Schlaf.

Mittags schlafen die meisten Kinder, bis sie fünf oder sechs Jahre alt sind, aber nicht alle. In diesem Alter kommt es auch vor, dass ein Kind tagsüber zu viel schläft und dann abends nicht einschlafen kann. Das muss man ausprobieren und lieber den Tagschlaf sanft beschränken. Spätestens ab acht Jahren können die Kinder tagsüber gar nicht mehr schlafen. Man sollte sie deshalb auch nicht mit diesem Ansinnen quälen.

Leider haben Jugendliche nicht immer ein inneres Gespür dafür, wie viel Schlaf sie nachts brauchen. Nun können Jugendliche sehr lange mit Schlafdefiziten leben, ohne sofort massivere Gesundheitsstörungen zu entwickeln. Trotzdem hat ein Schlafdefizit auch bei ihnen langfristig negative Folgen, und kurzfristig führt es mindestens zu Konzentrationsmängeln. Deshalb müssen die Eltern unbedingt dafür sorgen, dass ihre Kinder ausreichend schlafen.

Der Mittagsschlaf – von Faulheit keine Rede

Schlafen Sie mittags? Geben Sie es auch zu? Oder machen Sie das sowieso nur im Urlaub? Ist Ihnen gelegentlich danach? Oder halten Sie Mittagsschläfchen glasklar für Kinderkram?

In einem kleinen Punkt hätten Sie recht damit, schlafen doch Kinder für gewöhnlich nur bis zum Schulalter mittags und stellen das mit etwa acht Jahren vollständig ein. Das bleibt so bis zwölf. Falls die Kinder in der Nacht normal schlafen, sind sie in diesen Jahren mittags hellwach. Ihre Innere Uhr ist darauf eingestellt, dass sie einmal in 24 Stunden schlafen und sonst nicht.

Doch hier endet der „Kinderkram". Mit der Pubertät kehrt das mittägliche Schlafbedürfnis nämlich bei den meisten Menschen zurück und begleitet uns den Rest des Lebens. Wir können den Willen dagegensetzen, unsere Natur sagt: schlaf! Nun betrachtet das Abendland die menschliche Natur seit einigen Jahrhunderten als etwas, was beherrscht werden muss. So setzen wir uns häufig mit bestem Gewissen über sie hinweg. Leider rächt sie sich dann mitunter. Je dringlicher das natürliche Bedürfnis, umso unangenehmer die Rache.

Wenn wir mittags nicht schlafen, ist die „Rache" schwächer, als wenn wir den Nachtschlaf verkürzen. Wenn wir uns aber ein Schläfchen gönnen, kann das die Lebensqualität erheblich steigern. Es hebt die Stimmung, und die Natur belohnt uns unmittelbar: nach dem Schläfchen sind wir ganz erheblich leistungsfähiger, als wenn wir die Zeit durchgemacht hätten. Ob Piloten oder LKW-Fahrer, ob Bewacher von Kernkraftwerken oder Professoren: alle sind sie nach einem kleinen Mittagsschläfchen wacher, arbeiten schneller und sind überall besser bei der Sache. Durcharbeiten, durchfahren und durchmachen: all das behagt uns und unserem Gehirn nicht wirklich. Ganz offenbar können wir das Gehirn aber intensiver fordern, wenn wir ihm zur „richtigen" Zeit ermöglichen, sich selbst überlassen zu sein.

Als „richtigste" Zeit für ein Nickerchen sieht die Innere Uhr die Tagesmitte vor, bei einem durchschnittlichen Tag-Nacht-Rhythmus etwa zwischen 13 und 14 Uhr. Dafür sorgt nicht primär das Essen, stört doch die digestive Verdauung jeden Schlaf sogar ein wenig. Es ist die Tageszeit; praktisch jeder Mensch schläft ein, wenn er sich mittags in einem dunklen, ruhigen Raum flachlegt. Das konnten Schlafforscher dutzendfach nachweisen. Nur hat man hierzulande so viele Jahrhunderte das Hohelied der Selbstüberwindung gesungen, dass man es heute noch kaum glauben kann: der Mittagsschlaf gehört zu unserer Grundausstattung.

Die beiden anderen „richtigen" Zeitpunkte oder „Schlaffenster" sind deutlich schwächer als der Mittag, morgens zwischen 9 und 10 und am späten Nachmittag gegen 17 Uhr. Umgekehrt gibt es unbedingte Wachzeiten, zu denen man sogar nach einer durchzechten Nacht kaum einschläft: den späten Vormittag, den mittleren Nachmittag und den Abend.

In Gegenden der Welt, wo man weniger vorbelastet an die Sache herangeht, begegnet man auch dem Bedürfnis nach Mittagsschlaf anders. In Europa vor allem im Mittelmeerraum, wo man sich in der mittäglichen Sommerhitze kaum rühren kann. Dort „spart" das Mittagsschläfchen ein wenig Nachtschlaf, so dass man die Kühle der Nacht länger nutzen kann.

Morgen- und Abendtypen – es gibt sie

„Morgenstund' hat Gold im Mund" – nicht nur Eltern führen das althergebrachte Sprichwort gerne im Munde. Auch Handwerksmeister, Lehrerinnen oder Chefs erheben den Zeigefinger und halten umstandslos Leute für fleißig, leistungsmotiviert und engagiert, die problemlos früh aufstehen. Wer das auch noch gerne tut, wird gleich als Vorbild hingestellt. Wer es nicht mag oder gar behauptet, es nicht zu können, gilt ihnen als disziplinlos, wenn nicht faul oder lasziv. Von Vorbild keine Spur.

Doch so einfach ist es nicht. „Vorbildlich" kann nur sein, was man sich mit Disziplin angewöhnen oder antrainieren kann. Morgens bester Laune aus dem Bett zu springen, ist aber gerade nicht einfach trainierbar; es ist biologisch bedingt und deshalb nur schwer gezielt anzupeilen. Nur eins ist sicher: Mit dem Alter wird es leichter. Selbst wissenschaftlich unterscheidet man die natürlichen Frühaufsteher von den Abendtypen. Diese Morgenmenschen nennt man „Lerchen", weil die Lerche in aller Frühe singt: „Es war die Nachtigall und nicht die Lerche" sagt Julia, als ihr Romeo in der verbotenen Liebesnacht aufschreckt; erst der nahende Tag, den die Lerche ankündigt, zwingt ihn zur Flucht.

Auch wer keine Lerche ist, kommt normalerweise mit dem üblichen Zeittakt ganz gut zurecht. Die meisten Menschen können sich an alle Rhythmen gewöhnen, solange sie sich an die Sonne halten und einigermaßen regelmäßig und genug schlafen. Dann können sie auch nach der Schulzeit um 7 Uhr arbeiten oder nach dem Studium wieder um 8 Uhr.

Aber es gibt auch Nachteulen: sie stehen nur mit Mühe auf und sind vormittags müde. Erst gegen Abend sind sie richtig fit, und wenn fast alle müde ins Bett fallen, sind sie hellwach. In der Schlafforschung nennt man sie Eulen, weil die Eule ein nachtaktives Tier ist. Allerdings ist die bei uns in Europa nicht neutral: Als Begleiterin der Göttin Athene und ihrer Stadt Athen ist sie das Symbol der Weisheit – und ziert deshalb griechische Euromünzen. Sind Abendtypen also weise?

Bei Abend- wie Morgentypen geht die Innere Uhr ein wenig anders als üblich. Der Rhythmus der Lerchen ist mit 24 Stunden kurz, ihre Körpertemperatur schon vor 3 Uhr am tiefsten. Sie brauchen sich nicht an den Erdentag anpassen, weil sie ihn in sich haben. Das hat eine Kehrseite: ihre Innere Uhr stellt sich schwer auf neue Zeitmuster um. Lerchen leben mit der Sonne gut, gegen sie sehr schlecht; sie leiden mehr als andere unter Schicht- und Nachtarbeit, aber auch unter der Disco. Kluge Lerchen geben sich davon nur kleine Dosen, weil sie nicht wirklich mithalten können, wenn heute viele die Nacht zum Tage machen.

Der Rhythmus der Eulen ist mit 26 Stunden besonders lang und ihre Körpertemperatur beginnt später zu sinken und erreicht den Tiefpunkt deutlich nach 3 Uhr. Um sich an die 24 Stunden anzupassen, brauchen sie besonders starke Zeitgeber: besonders helles Licht am Morgen und strikte Regelmäßigkeit. Falls Sie ein Abendtyp sind: arbeiten Sie etwas, wo Sie nicht in aller Frühe in Hochform sein müssen. Einen kleinen Trost haben Sie immerhin: Die Non-Stop-Gesellschaft ist auf Ihrer Seite; als habe sie geschworen, die Lerchen vom Vorbildthron zu stoßen.

Der Schlaf im Alter – leichter und gestückelt

In dem Jahrzehnt zwischen dem 60. und dem 70. Geburtstag verändert sich vieles im Körper. Dazu gehört auch der Schlaf. Wenn Sie bereits die 60 überschritten haben, haben Sie nur noch wenig Tiefschlaf und Ihr Bedürfnis nach einem Mittagsschlaf steigt. Sie werden ihm vermutlich nachgeben, und man gesteht es Ihnen zu: da weicht sogar bei uns im kalten Norden die Durchmach-Ideologie auf. Der Schlaf der (Alters-)Rentner ist also flacher, und ein Teil davon findet tagsüber statt.

Es hat aber auch praktische Gründe, dass viele Rentner mit dem Schlafen anders umgehen. Sie können nämlich plötzlich den Tag frei einteilen. Die neue Autonomie gestattet es, sich regelmäßig zu gönnen, was sie immer wollten: ein Schläfchen nach dem Mittagessen. Viele ältere Menschen schlafen mittags eine volle Runde, 90 Minuten einschließlich REM. Das ist schön und entspricht den Bedürfnissen dieses Lebensalters. Es sollte aber ein kleines Rechenexempel nach sich ziehen.

Das Schlafbedürfnis über die 24 Stunden des Tages steigt nämlich im Alter keineswegs. Falls es sich überhaupt ändert, sinkt es. Genügten Ihnen zuvor sieben Stunden, wird das auch im Alter ähnlich sein, brauchten Sie zuvor neun Stunden, reduziert sich das im Alter meist ein wenig. Wer sich einen ganzen Schlaf-Zyklus am Tage genehmigt, verringert das Schlafbedürfnis in der Nacht automatisch um diese 90 Minuten. Pflegten Sie etwa vor der Rente von 23 bis 7 Uhr zu schlafen und halten jetzt einen ausgiebigen Mittagsschlaf von anderthalb Stunden, dann sollten Sie Ihren Nachtschlaf auf 6,5 Stunden beschränken.

Wer trotzdem sehr früh schlafen gehen will, muss entsprechend früher aufstehen. Keine sehr angenehme Vorstellung; was soll man am extrem frühen Morgen schon tun? Dennoch: Falls Sie mittags schlafen und dann nachts nochmal acht Stunden draufsetzen wollen, ist das zu viel; Sie werden wach im Bett liegen. Das ist unangenehm und lästig, und zu allem Überfluss denken Sie dann vermutlich auch noch fälschlicherweise, das sei jetzt endgültig die „senile Bettflucht".

Allerdings kann es sein, dass Sie wirklich deutlich früher müde werden als in jüngeren Jahren. Denn die Innere Uhr bleibt nicht bei 20 Jahren stehen; sie ändert sich immer wieder. Im Rentenalter befördert sie uns alle in Richtung Morgentyp. Während die Körpertemperatur der meisten Erwachsenen gegen 3 Uhr morgens am tiefsten ist, verschiebt sich die Tiefstzeit im Alter nach vorne und kann dann schon mal gegen Mitternacht auftreten. Und ein paar Stunden vorher werden wir eben so richtig bettschwer. Es hat natürlich keinen Sinn, sich dann zu quälen. Doch stehen Sie dann unbedingt entsprechend früher auf.

Und tun Sie all das regelmäßig. Wenn Sie im Alter einen festen Rhythmus aufrechterhalten, Verantwortung für bestimmte Aufgaben übernehmen, viele soziale Kontakte haben und täglich die Wohnung verlassen, tickt die Innere Uhr auch weiterhin zuverlässiger in einem 24-Stunden-Rhythmus. Dann bleibt der Schlaf befriedigend, auch wenn Sie ihn in Happen genießen. Und Sie sind tagsüber wirklich wach.

Der Sinn des Schlafs – einige Annäherungen

Glühlampen haben eine Idee über den Schlaf befördert, die zuvor sehr selten war: der Schlaf als gigantische Zeitverschwendung. Doch auch in der Non-Stop-Gesellschaft schlafen wir ein Drittel unseres Lebens, oder, wie man gerne witzelt: „ver"-schlafen. Wozu?

Um das zu beantworten, suchten Schlafforscher anfangs Freiwillige, die systematisch einige Tage gar nicht schliefen. Seit 1965 steht der Rekord: elf Tage ohne Schlaf. Wie lange Versuchspersonen auch durchhalten – spätestens nach 24 Stunden werden sie müde und unkonzentriert wie mit einem Promille Alkohol. Sinnvoll nutzen kann die „gewonnene" Zeit keiner. Von Tag zu Tag lassen Konzentration und Gedächtnis nach, bald versagen die Leute kläglich vor jeder Rechenaufgabe oder jedem Text. Sie werden schmerzempfindlich und benehmen sich merkwürdig. Eins tat keiner: sterben. Auch ernsthaft krank wurde niemand. Nach Versuchsende taten alle das Gleiche: schlafen. Sie holten alles nach, was sie an Tiefschlaf verpasst hatten, und einen großen Teil des REM-Schlafs.

Einen Reim konnte man sich nicht darauf machen. Sollte der einzige Zweck des Schlafes sein, dass man sich konzentrieren kann und nicht komisch wird? Das genügte den Forschern nicht. Doch erstmal hatten sie etwas übersehen: Das übermüdete Gehirn trickst den heldenhaften Willen gelegentlich aus und – schläft ein paar Sekunden. Das stellte sich erst heraus, als man EEGs benutzte.

Hielt man dagegen Ratten wach, schliefen sie wirklich nicht. Sie begannen nach zehn Tagen wie wild zu fressen, magerten aber trotzdem ab, auch, wenn sie wieder schlafen durften. Kurze Zeit später starben sie. Ihr Immunsystem war vollständig entgleist.

Das wäre wohl beim Menschen ähnlich, das kann man heute auch ohne Schlafentzugs-Experimente sagen. Auch Menschen bilden im Schlaf neben Wachstums- und Schilddrüsenhormonen auch Interleukine, die das Immunsystem steuern. Umgekehrt haben wir ohne Schlaf zu viel Cortisol, und das hemmt das Immunsystem. Ganz ohne Schlaf können wir es nicht am Laufen halten.

Tatsächlich werden Menschen, die über Jahre hinweg weniger schlafen als sie subjektiv müssten, statistisch erheblich häufiger krank als andere, vor allem an Verdauungssystem, Herz und Kreislauf. Umgekehrt haben diejenigen die größten Chancen, alt zu werden, die regelmäßig zwischen sieben und acht Stunden schlafen. Wir müssen das heute so interpretieren, dass ausreichend Schlaf Krankheiten vorbeugt und die Gesundheit stabilisiert; zu viel darf es allerdings auch nicht sein.

Demnach ist guter Schlaf mehr als nur ein Zeichen von Lebensqualität. Er hält das Immunsystem am Laufen, und das ist langfristig lebensnotwendig. Er stabilisiert das Gedächtnis und ermöglicht sämtliche geistigen Leistungen, von der Konzentration bis zum Willen. Schlaf ermöglicht also erst die Disziplin. Der einzelne Organismus braucht zwar Willen und Konzentrationsfähigkeit nicht unbedingt zum Überleben; die Menschheit als ganze schon. Guter Schlaf gewährleistet zudem, dass wir tagsüber nicht einschlafen. Da heute ein Bedienungsfehler tödlich sein kann – etwa beim Autofahren –, ist der Schlaf auch deshalb lebensnotwendig.

Dies frühzeitige Aufstehen
macht einen ganz blödsinnig.
Der Mensch muss
seinen Schlaf haben.

Franz Kafka

Guter Schlaf im Alltag

Wir arbeiten heute zwar körperlich weniger, geistig und psychisch aber leisten wir immer mehr. Das erfordert stärker als rein körperliche Tätigkeit, dass wir gut geschlafen haben. Nicht alle Voraussetzungen für guten Schlaf haben wir in der Hand, aber für eine ganze Reihe können wir sorgen. Dazu gehört unsere normale Umgebung und die Art, wie wir unser tägliches Leben führen.

In diesem Kapitel stellen wir deshalb vor, wie ganz alltägliche Dinge den Schlaf beeinflussen. Wir sind selten in der Lage, uns einfach irgendwo in der freien Natur zu betten und dort zu schlafen. Eine ganze Reihe Umgebungsbedingungen fördern oder behindern den Schlaf: der Raum und das Bett, das Licht und andere Menschen und nicht zuletzt der Lärm, der die Moderne rund um die Uhr prägt und plagt.

Dass guter Schlaf die Gesundheit fördert, darüber haben wir schon gesprochen. Umgekehrt beeinträchtigen Krankheiten den Schlaf; das ist eine typische biologische Rückmeldeschleife. Beide – Gesundheit und Schlaf – beeinflussen wir dadurch, wie wir uns selbst als biologisches Wesen behandeln. Was immer wir essen und trinken und welche Gifte wir uns einverleiben: der Schlaf reagiert.

Geräusche – nur Ruhe ist königlich

Die Ohren registrieren auch im Schlaf alle Geräusche, und das Gehirn bewertet sie. Unwichtige ignoriert es relativ lange. Auf wichtige reagiert es schnell; es wechselt in ein leichteres Schlafstadium oder wacht gleich auf. „Wichtig" sind unangenehme Geräusche – also Lärm –, aber auch solche, auf die man horcht und wartet. So kennen alle Eltern den „Ammenschlaf": sobald das Kind leise weint, wachen sie auf, lautere Geräusche überschlafen sie ungerührt. Wenn wir entspannt sind, wertet das Gehirn weniger Geräusche als wichtig, genauso wie unter Medikamenten und Alkohol.

Ab einer Lautstärke von 50 Dezibel (dB) können Geräusche den Schlaf stören. Ein Staubsauger erzeugt einen Geräuschpegel von 55 bis 65 dB und eine befahrene Straße 70 bis 80 dB; schlafstörender Lärm ist also vergleichsweise häufig.

Als man begann, die Schlaftiefe zu untersuchen, benutzte man zunächst verschieden laute Töne. Die Idee war: je tiefer der Schlaf, umso lauter muss der Ton sein, damit er den Schlafenden weckt. Das stimmt im Prinzip; ein- und dieselbe Lautstärke weckt uns schneller aus dem leichten als aus Tiefschlaf, und aus der Einschlafphase besonders schnell. Nicht jeder Mensch wacht ab einer bestimmten Dezibel-Zahl auf, doch ab 50 dB wird es mit jedem Dezibel wahrscheinlicher.

Wenn wir von Lärm aufwachen, dann immer während der akustischen Störung und nicht danach. Oft genug bleiben wir dann längere Zeit wach; umgekehrt stößt Lärm viele der längeren Aufwachepisoden an. Selbst wenn uns ein Geräusch nicht vollständig weckt, kann es doch den Tiefschlaf verhindern oder die REM-Phase verschieben. Das bemerken wir zwar nicht nachts. Doch am nächsten Tag sind wir müde und unkonzentriert, und das verursacht dann doch oft das Gefühl, schlecht geschlafen zu haben. Langfristig führt es immer zu vegetativen Störungen, wenn Lärm den Schlaf stört, allen voran erhöht es die Herzfrequenz.

Ob wir schlafen oder wach sind: Lärm verursacht grundsätzlich Stress. Dann steigt der Blutdruck, und die Stresshormone Adrenalin und Cortisol werden freigesetzt. Man kann sich an Lärm auch nicht gewöhnen, und deshalb stehen wir bei längerem Lärmstress ständig unter Stresshormonen. Langfristig steigt so das Risiko für Magen-Darm- und Herz-Kreislauf-Erkrankungen, insbesondere für Herzinfarkt: dauerhaft hohe Lärmbelastung macht krank, ob tags oder nachts.

Doch nicht allein der Dezibelpegel macht ein Geräusch zu Lärm, sonst könnte es kein Mensch in einer Disco aushalten. So empfindet man laute Geräusche nicht unbedingt als Lärm, wenn man sie selbst produziert, etwa beim Arbeiten. Ein Außengeräusch wird umso eher zu Lärm, je besser jemand hört, je lauter und je höher die Töne sind und je länger sie andauern. Besonders stören Geräusche, über die man sich ärgert, etwa wenn einem die Lärmquelle unsympathisch ist wie der berühmte „böse Nachbar", oder wenn wir uns hilflos ausgeliefert fühlen. Akzeptieren wir laute Töne innerlich, dann schaden sie weniger. Aber das heißt nicht, dass man selber schuld ist, wenn man eine Autobahn vor der Haustür als Lärm empfindet. Nicht alle sind Yogis.

Raumtemperatur – für Kälte und Hitze sind wir nicht gemacht

Schon am späten Abend beginnt unsere Körpertemperatur zu sinken. Gegen 3 Uhr nachts erreicht sie ihr Minimum; von da an steigt sie wieder, und zwar fast parallel zur Außentemperatur. Bleibt die Temperatur gleich, dann können wir nicht erholsam schlafen. Der Körper leitet Wärme aus dem Körperinneren ab, indem sich die Haut erwärmt und die Wärme nach außen abgibt. Die Haut wirkt wie eine Art Kühlelement, und dafür muss sie gut durchblutet sein. Ob sie das ist, lässt sich einfach erkennen: an warmen Füßen; Schlafsocken haben also ihren Sinn. Richtig notwendig ist aber normale Nachtwäsche, weil sie die Feuchtigkeit aufnehmen kann, die beim Schwitzen entsteht; das kann etwa geschehen, wenn die Haut die Wärme abführt.

Schlafen wir in einem zu warmen Raum, kühlt der Körper nicht ausreichend ab. Ist es zu kalt, beugt er dem Erfrieren vor und heizt sich auf. In beiden Fällen erreicht er nicht die gute Schlaftemperatur. Dann schlafen wir leicht und mit Unterbrechungen, und das ist nicht erholsam. Am besten schlafen Sie, wenn es zu Beginn der Nacht unter der Bettdecke einfach angenehm ist; das spüren Sie ganz gut: Sie frieren nicht, und zu Beginn der Nacht schwitzen Sie auch nicht.

Mehrere Werte beeinflussen dieses Mikroklima unter der Bettdecke: der eigene Körper, die Bettmaterialien und das Raumklima. Wichtigster Faktor des Raumklimas sind zwar die Celsius-Grade, zusätzlich spielen aber Luftfeuchtigkeit, Luftzug und Wärmeabstrahlung von Wänden und Möbeln eine Rolle. Das ideale Mikroklima unter der Bettdecke ist trocken bei etwa 28 bis 32 °C. Mit einer normal wärmenden Bettdecke erreicht man das bei Raumtemperaturen zwischen 15 und 18 °C.

Die Luftfeuchtigkeit liegt optimal zwischen 45 und 55 Prozent. Zu trockene Luft kann die Atmung beeinträchtigen, weil die Nasenschleimhaut so austrocknet, dass sie anschwillt. Dann atmet man durch den Mund; das trocknet auch diesen Atemweg aus und führt langfristig zu Entzündungen und Ohrenschmerzen. Dagegen sind Luftbefeuchter das Mittel der Wahl.

Falls es einigermaßen ruhig ist, schläft es sich im Sommer bei offenem Fenster besonders gut. Das offene Fenster im Winter ist nicht so günstig, weil die Kälte die Luftfeuchtigkeit im Schlafzimmer senkt. Lassen Sie es deshalb im Winter nachts geschlossen und lüften Sie lieber vorher kräftig.

All das sind Durchschnittswerte. Doch Menschen können sich an vieles gewöhnen, immerhin schlafen Milliarden auch in tropischer Hitze gut, und Naturvölker auch in kühlen Nächten ohne Decken. Wer bei uns von Kindheit an gewohnt ist, auch im Winter bei offenem Fenster zu schlafen, kommt oft auch mit trockener Kälte gut zurecht und friert sich auch die Nase nicht ab. Andere brauchen selbst im Sommer eine warme Decke.

Allerdings stellt sich ziemlich häufig heraus, dass Menschen hierzulande, die über ihren Schlaf klagen, ihr Schlafzimmer einfach zu stark heizen. Das lässt sich abstellen; mit modernen Heiztechniken brauchen Sie nicht mehr für die große Morgenkälte „vorsorgen“, sondern können rund um die Uhr Ihre persönliche Wohlfühltemperatur einstellen.

Energien – Licht, Mond und Strahlen

Geschlossene Augenlider lassen Licht durch. Nur deshalb können wir das Sonnenlicht am Morgen überhaupt wahrnehmen, das unsere Innere Uhr auf 24 Stunden einstellt und uns weckt. In völlig abgedunkelter Umgebung schlafen wir automatisch länger.

Helles Licht weckt uns nicht nur am Morgen, sondern unter Umständen auch nachts. Deshalb schlafen wir besser, wenn es dunkel ist – wie dunkel, ist Gewohnheitssache. Völlige Dunkelheit empfinden vor allem Kinder als beunruhigend, aber auch die meisten Erwachsenen. Manche Kinder bevorzugen gedimmtes Licht, meistens genügen aber Vorhänge, die ein wenig Licht durchlassen. Nur wenn es im Hochsommer sehr früh hell wird, wacht man so unter Umständen deutlich zu früh auf; dann muss man intensiver verdunkeln.

Mit gerade 0,3 Lux bei wolkenlosem Himmel reicht das Licht des Vollmonds nicht entfernt an das der Sonne heran, die es je nach Wetter auf 5000 bis 100 000 Lux bringt. Dennoch leiden sogar Wildtiere bei Vollmond unter gestörtem Schlaf, allerdings nur, wenn der Himmel klar ist. Insofern liegt es auf der Hand, dass auch Menschen schlechter schlafen, wenn sie der Mond im Schlafzimmer anstrahlt. Dann muss man stärker verdunkeln. Dagegen belegt keine Untersuchung, dass auch Vollmond hinter Wolkenbänken den Schlaf beeinträchtigt. Die übrigen Mondphasen wirken sich nicht auf die Schlafqualität aus.

Dennoch sind viele Menschen überzeugt, dass der Mond den Schlaf beeinflusst. Nun sind es die Mondphasen vermutlich nicht; doch es gibt auch noch die Schwerkraft des Mondes. Immerhin wechselt die Anziehungskraft des Mondes im Lauf eines Tages und verursacht so Ebbe und Flut aller Weltmeere; sie wechselt, weil der Mond einmal näher an der Erde ist und einmal weiter weg. Doch auch für die Mond-Schwerkraft konnte bisher niemand wissenschaftlich belegen, dass sie den Schlaf beeinflussen würde.

Das natürliche Magnetfeld der Erde erzeugt elektromagnetische Felder, und häufig heißt es, diese wirkten sich auf den Schlaf aus, insbesondere die Himmelsrichtung, in der das Bett steht. Bisher gibt es eine einzige Untersuchung dazu, und die konnte keinen solchen Einfluss finden. Im weiteren Sinn gehören zum Thema Magnetfeld auch Erdstrahlen oder Wasseradern. Wünschelrutengänger beschreiben ihren Verlauf; danach stellt man dann das Bett „optimal". Zum Thema Wünschelruten gibt es gar keine seriöse Studie; nach dem Besuch des Wünschelrutengängers besser zu schlafen, könnte also auch eine Plazebo-Wirkung sein. Das ist nicht schlecht, aber vielleicht ein wenig teuer.

Zum Thema „elektromagnetische Felder" gehört auch die Diskussion darüber, wie sich die Strahlung von Mobiltelefonen auswirkt. Dazu gibt es inzwischen einige Untersuchungen, doch deren Ergebnisse widersprechen sich. Einige belegen negative Wirkungen, andere nicht. Es gibt sogar Berichte, dass Patienten mit Ein- und Durchschlafstörungen neben Funkantennen oder Mobiltelefonen schneller und länger schlafen. Bisher können wir diese Frage wissenschaftlich nicht eindeutig beantworten.

Betten – das Individuum zählt

Die technischen Experten sagen einiges darüber, wie „das" richtige Bett aussieht; einig sind sie sich in dem Punkt, dass die Wirbelsäule richtig liegen muss. Die wissenschaftliche Schlafforschung dagegen hat das Thema vernachlässigt. Wir können lediglich aus ihren Ergebnissen schließen, auf welcher Unterlage es sich gut schläft.

Der erste Punkt ist die Größe. Im Schlaf drehen wir uns mehrfach um, und das sollte uns möglichst nicht wecken. Deshalb ist das richtige Bett 20 bis 40 cm länger als man selbst und etwa 100 cm breit. Der zweite Punkt ist das Mikroklima: Ein gutes Bett leitet Körperwärme und entstehende Feuchtigkeit so nach außen, dass wir nicht schwitzen. Dritter Punkt: die Mechanik. Ein gutes Bett stützt die natürliche Form der Wirbelsäule und entlastet sie so. Es darf also nicht zu weich sein, aber auch nicht zu hart. Es soll so weich sein, dass wir ein wenig einsinken können, wo wir nicht völlig eben sind, in Seitenlage mit Schultern und Becken, in Bauchlage mit den Knien; nur dann bekommen wir keine Druckstellen oder Gelenkschmerzen, und die Wirbelsäule bleibt in der richtigen Form. Dass man das individuell ausprobieren muss, liegt auf der Hand.

Heutzutage hat ein Bett Unterfederung, Matratze, Kissen und Bettdecke. Die Unterfederung besteht meist aus elastischen Aufbauten wie Federholzleisten, Einzelstützelementen aus Kunststoff oder bestimmten Federkernkonstruktionen; sie sind flexibel und können sich dem Körper gut anpassen, im Optimalfall je nach Körperzone unterschiedlich. Kann man die Teile für Oberkörper, Kopf und Beine separat hochstellen, entlastet das nicht nur die Beinvenen, sondern erleichtert auch das Lesen im Bett.

Eine gute Matratze ist innen und außen elastisch – und zwar an jedem Punkt. Eine solche Matratze – also eine mit punktelastischer Oberfläche – drückt nirgends, und aufliegende Körperteile bleiben gut durchblutet. Eine elastische Matratze hat keine harten oder steifen Schichten wie Kokos oder Rosshaar. Die technischen Experten empfehlen deshalb entweder Matratzen aus Latex oder Kaltschaum, die 15 bis 18 cm dick sind, oder solche mit elastisch aufgebauten Taschen- oder Doppelfederkernen.

Wählen Sie das Material von Bettdecke und Kopfkissen nach Ihren Vorlieben – nur Allergiker sollten auf Kunststoff setzen und keine Experimente machen. Ansonsten ist die Behandlung wichtig: Lüften Sie das Bettzeug täglich und reinigen Sie es nach zwei Jahren, das ist angenehmer und gibt der Hausstaubmilbe weniger Chancen. Am leichtesten reinigen lässt sich naturgemäß waschbares Material.

Mit dem Kopfkissen lagern Sie Kopf und Nacken so, dass Sie auch in Rücken- und Seitenlage entspannt sind. Wie hoch das Kissen sein muss, hängt davon ab, wie breit Ihre Schultern sind und wie die Schlafunterlage beschaffen ist. Bei manchen Kissen können Sie die Stützhöhe ändern, etwa mit unterschiedlich dicken Unterlegeplatten. Kissen mit weicher Oberfläche verhindern Druck auf das Gewebe.

Die perfekte Bettdecke wärmt. Gleichzeitig nimmt sie Feuchte schnell auf und leitet sie nach außen weiter; so verhindert sie, dass wir schwitzen. Je kühler es im Raum ist, umso stärker muss die Bettdecke wärmen; gönnen Sie sich also ruhig eine Sommer- und eine Winterdecke.

Schlafgenossen – dem Schlaf nicht immer zuträglich

Menschen sind soziale Wesen und fühlen sich meistens wohler, wenn sie nicht alleine sind. Für Kinder gilt das auch nachts: sie schlafen am liebsten gemeinsam mit Anderen in einem Zimmer. Zumindest was das Schlafen betrifft, ändert sich das im Laufe des Älterwerdens, bis man in einem gewissen Alter am liebsten alleine schläft. Massenlager in Berghütten oder woanders jedenfalls haben schon viele Leute zur Verzweiflung gebracht, schon wegen der Schnarcher, die in kaum einer Gruppe fehlen.

Anders ist es mit Paaren. Sie schlafen allgemein lieber gemeinsam, bekräftigt die gemeinsame Nacht doch Zusammengehörigkeit und Zuneigung und vermittelt außerdem Wärme und Geborgenheit. Vor allem, wenn man nicht nur im gleichen Zimmer, sondern auch im gleichen Bett schläft, ist der Bettpartner aber auch ein potentieller Störfaktor. Dreht sich der eine um, bewegt sich der andere mit oder wird eingeengt. Wissenschaftlich ist vielfach belegt, dass Paare besser schlafen, wenn sie das in verschiedenen Betten tun. Der Kompromiss ist klar: die französische Matratze ist tendenziell eher für Leute geeignet, die so leicht nicht zu wecken sind. Alle anderen schlafen besser in einem richtig breiten Bett mit zwei Lattenrosten.

Noch schwieriger ist es, wenn einer von beiden geräuschvoll atmet, schnarcht oder mit den Zähnen knirscht. Das kann ziemlich laut werden und so den anderen unweigerlich wecken, selbst wenn man in getrennten Betten schläft. Besonders häufig wachen davon naturgemäß Leute auf, die einen leichten Schlaf haben. Das wird wahrscheinlicher, wenn Sie älter werden, schließlich nimmt der Tiefschlaf mit steigendem Lebensalter ab. Wer dann aufwacht, wach liegt und schließlich darüber nachgrübelt, wie schlimm der nächste Tag werden wird, handelt sich leicht eine Durchschlafstörung ein. Gehen Sie in einem solchen Fall in sich: Wer ständig unausgeschlafen ist, wird unausstehlich; das beeinträchtigt die Beziehung auf jeden Fall. Geben Sie im Zweifelsfall also dem guten Schlaf den Vorzug und schlafen Sie getrennt.

Starke Schnarcher allerdings profitieren oft sogar davon, wenn das Schnarchen Partner oder Partnerin nervt, ob die nun aus dem gemeinsamen Schlafzimmer ausziehen oder nicht. Denn oft hat der Schnarcher bis dahin selbst nicht gemerkt, dass er schnarcht. Da das auch gefährlich werden, zumindest aber reihenweise müde Tage verursachen kann, sollten starke Schnarcher ihren Schlaf unbedingt untersuchen lassen. Hätte ihr Schnarchen nie jemanden aufgeweckt, kämen sie da so leicht nicht drauf.

Das wollen immer alle wissen – die Liebe und der Schlaf

Man kann es sich an fünf Fingern abzählen: die Liebe führt nicht notwendig zu einer bestimmten Schlafqualität, auch wenn manche Männer dieses Märchen gerne erzählen. Wir alle können dann gut einschlafen, wenn wir entspannt sind, und zwar auch geistig, und dazu kann die Liebe durchaus beitragen. Ob sie es wirklich tut, ist keine mechanische Frage, sondern eine des Umgangs miteinander. Wo die Liebe eher anspannt als entspannt, ist sie als Betätigung vor dem Schlaf ungeeignet.

Unabhängig davon melden sich die Sexualorgane rein physisch auch im Schlaf, und zwar im REM-Schlaf. In jeder REM-Phase – vier bis fünf Mal in der Nacht – haben Männer Erektionen, und auch bei den Frauen sind die Sexualorgane intensiver durchblutet. Während der REM-Phasen sind fast alle unsere Muskeln so entspannt, dass wir nachgerade gelähmt sind. Das hindert verschiedene Muskelpartien nicht daran, sich immer mal wieder spontan zu melden: wir zucken mit Arm- oder Beinmuskeln, bewegen die Augen unter den Lidern, Atmung und Herzschlag gehen plötzlich unregelmäßig – und die Sexualorgane sind aktiv. Dabei handelt es sich um normale physiologische Vorgänge, die nichts über Trauminhalte aussagen und schon gleich gar nichts über sexuelle Bedürfnisse.

Männer erwachen morgens nicht selten mit einer Erektion. Viele vermuten, dahinter stecke eine volle Harnblase, doch das stimmt nicht. Es liegt ganz einfach daran, dass man morgens viel REM-Schlaf hat und es deshalb einfach wahrscheinlicher ist, aus dem REM-Schlaf zu erwachen. Samt Erektion. Die wenigsten haben dabei sexuelle Bedürfnisse, auch das bestätigt die rein körperliche Qualität dieser Tatsache.

Auch wenn die Erektion kein Ausdruck sexueller Träume ist: Die umgekehrte Reihenfolge ist vor allem bei Jugendlichen häufig. Sie arbeiten ihre nächtlichen Erektionen ins Traumgeschehen ein, was diese verstärkt. Dann erleben sie diese so intensiv, dass es bis zum Orgasmus führen kann. Dieses Phänomen bezeichnet man auch als „nassen" Traum oder Pollutionstraum.

Die Medizin nutzt die spontanen REM-Erektionen auch zu diagnostischen Zwecken. Eine ganze Reihe Männer haben Erektionsschwierigkeiten und das beeinträchtigt ihr Wohlbefinden und ihr Selbstverständnis. Oft sind diese Schwierigkeiten psychischer Natur. Manchmal sind sie organisch, und nur dann bleibt die Erektion auch im REM-Schlaf aus. Erfolgt die REM-Erektion aber ganz normal, muss man davon ausgehen, dass die Ursachen der Störung psychisch sind. Erst mit diesem Wissen ist eine angemessene Therapie möglich.

Krankheiten – selten schlafförderlich

Die meisten Krankheiten beeinträchtigen den Schlaf, und dagegen helfen Schlafmittel nur sehr am Rande. Wenn es irgend geht, muss man die Krankheit selbst behandeln.

Vor allem bei Infektionskrankheiten brauchen wir mehr Schlaf als sonst. Schließlich muss dann das Immunsystem auf Hochtouren laufen, und das kann es nur im (Tief-) Schlaf. Gleichzeitig reagieren wir auf Infektionen in der Regel mit Fieber. Das putscht den Körper und hindert ihn daran, sich auf die richtige Schlaftemperatur abzukühlen. Deshalb sind wir bei Fieber zwar matt und subjektiv müde, schlafen aber nur zögerlich ein; außerdem schlafen wir leichter als sonst und wachen häufiger auf. Wenn Sie das Fieber senken können, etwa durch kalte Wadenwickel oder eine kühlere Raumtemperatur, dann unterstützt das den Schlaf und damit das Immunsystem.

Schmerzen sind Warnreize. Das Gehirn kann sie nicht als unwichtig beiseite legen und reagiert immer darauf. Deshalb stört jeder Schmerz den Schlaf, seien es Gicht oder Rheuma, Zahnschmerzen oder Krebs. Wie bei Geräuschen gehen wir dann entweder nicht in Tiefschlaf oder wachen gleich richtig auf. Da wir nach Schlafmangel auch noch schmerzempfindlicher werden, führen Schmerzen und Schlafstörungen in eine Spirale nach unten. Deshalb ist es grundsätzlich kein Luxus, die Schmerzen so intensiv direkt zu behandeln, wie es irgend geht. Es ist notwendig. Es gibt eine Ausnahme: Das „Syndrom der unruhigen Beine" (Restless legs syndrome, RLS) ist eine echte Schlafstörung, die ihrerseits Schmerzen verursachen kann. Beim RLS bewegt man die Beine unwillkürlich, sobald man liegt, und das tut weh. Näheres dazu finden Sie in einem eigenen Abschnitt weiter hinten.

Auch viele innere Erkrankungen stören den Schlaf, vor allem Krankheiten an Herz, Magen und Darm, Leber oder Niere, außerdem schlafgebundene Refluxerkrankungen und Schilddrüsenüberfunktion. Sie bringen die Hormone aus dem Gleichgewicht, stören die nächtliche Verdauungsarbeit oder verhindern ganz allgemein, dass der Körper seine Funktionen herunterfahren kann. In allen Fällen wird der Schlaf nur dann nachhaltig besser, wenn man die Grunderkrankung in den Griff bekommt.

Menschen mit Angststörungen sind innerlich angespannt und unruhig. Das Dunkel, die Stille und die Einsamkeit der Nacht verstärken die Angstgefühle. Dann schlafen sie oberflächlich und wachen häufig auf. Auch hier sollten Sie sich als erstes wegen der Angst in Behandlung begeben; gemeinsam mit der Angst wir dann auch ihre Folge besser, der gestörte Schlaf. Die Ausnahme sind Angstträume; auch darüber gibt es einen eigenen Abschnitt.

Die oft verkannte Krankheit Depression zeigt sich nicht nur in gedrückter Stimmung und Antriebslosigkeit. Depressive schlafen auch fast immer schlecht: Sie sind innerlich angespannt und kommen nicht zur Ruhe, schlafen schwer ein und selten durch. Morgens wachen sie regelmäßig sehr früh auf, ohne noch einmal einschlafen zu können. Wenn sie nachts aufwachen, grübeln sie zigmal ihr ganzes Leben durch. Das verschärft die Schlafstörung. Schlafmittel ändern nichts; dafür muss man schon die Depression selbst in den Griff bekommen.

Essen – Verdauung und Schlaf

Sobald wir etwas essen, schüttet die Bauchspeicheldrüse Insulin aus. Insulin senkt den Blutzuckerspiegel, und das macht müde. Insofern fördert ein kleines „Nachtmahl" wie in früheren Zeiten den guten Schlaf. Nur Koffein sollte es nicht enthalten, also weder Schokolade noch Mokka-Eis oder ähnliches.

Nach einem üppigen Essen verdauen wir allerdings notwendig schnell und „digestiv", wie vorne beschrieben. Doch darauf sind wir nachts nicht vorbereitet, schließlich erledigt das Verdauungssystem zu dieser Tageszeit seine langsame nächtliche Arbeit. Wie alle Vorgaben der Inneren Uhr kann man diesen Prozess zwar durch Zeitgeber – und damit kulturell – ein wenig verschieben. Doch im Regelfall verschafft uns ein früheres Abendessen einen besseren Schlaf als ein späteres; der beste Zeitpunkt ist zwischen 18 und 19 Uhr, der späteste zwei Stunden vor dem Schlafengehen.

Jedes üppigere, schwere Essen am Abend stört die langsame Verdauungsarbeit der Nacht unmittelbar. Es stört umso mehr, je später der Abend, je fetter das Essen und je größer die Portionen. Diese Störung quittiert der Körper mit schlechtem Schlaf. Auch Blähungen stören; das spricht gegen Rohkost, Kohl und Bohnen. In einer Zwickmühle sind Nachtarbeiter. Einerseits bekommt man Hunger, wenn man nachts nicht schläft – also müssen sie essen. Andererseits ist ihr Verdauungssystem nachts genauso schlecht auf die digestive Verdauung eingerichtet wie das anderer Leute. Muten Sie also dem System nur leichte Mahlzeiten zu, wenn Sie nachts arbeiten; nur die kann es um diese Tageszeit einigermaßen verdauen.

Allgemein enthält ein geeignetes Abendessen viele Kohlenhydrate: sie erleichtern es dem Körper, das schlaffördernde Eiweiß Tryptophan aufzunehmen. Er benutzt Tryptophan, um Serotonin aufzubauen, und das wiederum beeinflusst unsere Stimmung. Brot, Nudeln, Reis oder Kartoffeln enthalten viele Kohlenhydrate, Tryptophan direkt nehmen Sie mit Bananen, Eiern, Fisch, Milch und Milchprodukten zu sich. Solange Sie sich auf kleine Mengen beschränken, eignen sich diese Nahrungsmittel auch für spät abends oder nachts, etwa bei Nachtarbeit.

Richtig loslegen mit den langsamen nächtlichen Aktivitäten kann das Verdauungssystem erst, wenn der Magen leer ist. Das ist er früher, wenn die Speisen fettarm waren, weil der Magen länger braucht, um fette Speisen zur Weiterpassage zu bearbeiten. Deshalb schläft man nicht nur nach einem mengenmäßig bescheidenen Abendessen besser, sondern auch nach einem fettarmen. Da sich leider viele Geschmacksstoffe an Fett binden, kann eine fettarme Küche leicht fad schmecken; das fordert die Kochkunst heraus. Im Prinzip kommt die Verdauung abends am besten mit dem zurecht, was die Ernährungsfachleute als „leichte Vollkost" bezeichnen, mit einer althergebrachten Suppe oder ähnlichen leichten, warmen Speisen.

Gleichzeitig ist gerade das Abendessen weit mehr als Nahrungsaufnahme in einer Art Abfüllstation. Es ist eigentlich der erste Schritt zum Abschluss eines Tages. Wenn das Ambiente stimmt, die Stimmung am Tisch ruhig und behaglich und Ihr eigenes Gefühl gut ist, dann bekommt Ihnen jede Speise besser.

Schlummermenüs – Empfehlungen der Schlummerwirte

Das Abendessen beeinflusst normalerweise ganz erheblich, wie wir schlafen. Als soziales Ereignis sollte es angenehm und entspannend sein, Zeitdruck wirkt dabei wie Gift. Der beste Zeitpunkt liegt gegen 18, aber auch 19 Uhr ist noch ganz gut. Und es ist von Bedeutung, was wir essen. Überlegen Sie deshalb ruhig, was Sie abends gegessen haben, falls Sie mal schlecht schlafen. Häufiger als man gemeinhin denkt, wird man dort fündig. Ein richtiges Abendessen erspart nicht nur manche schlechte Nacht; noch häufiger verhilft es zu einem wacheren Tag.

Seit Jahren leitet Jürgen Zulley Schlafschul-Wochen. Die beteiligten Schlummerwirte haben zusammengestellt, was sich besonders gut zum Schlummermenü eignet. Die Anforderungen stehen im vorigen Abschnitt: fettarm, alkohol- und koffeinfrei, weder blähend noch stopfend und insgesamt so, dass die Speisen den Magen relativ schnell passieren können. Mit Dank an die Küchenmeister haben wir ihre praktischen Empfehlungen hier für den Hausgebrauch aufbereitet. Ihre Schlummermenüs schmecken vorzüglich; sie bestehen aus kleinen Portionen und blähen nicht, sind vollwertig, fettarm, reizarm und bekömmlich. Kaffee ist tabu.

Vollwertige Mahlzeiten decken den Nährstoffbedarf, auch wenn sie nicht üppig sind, fettarme verlassen den Magen ziemlich schnell. Reizarme Speisen und Getränke umspülen die Schleimhäute, ohne sie zu reizen. Bekömmlich ist jede Nahrung, die Sie im Magen nicht spüren und die Ihnen vor allem nicht aufstößt.

Falls Sie zu Blähungen neigen, lassen Sie abends folgende Nahrungsmittel links liegen: Zwiebeln, Hülsenfrüchte wie Erbsen, Bohnen oder Linsen, die meisten Kohlarten außer Chinakohl und Kohlrabi, frisches Obst mit Ausnahme von Bananen, frische Backwaren jeder Art und kohlensäurehaltige Getränke.

Zu viel Fett für einen erholsamen Schlaf enthalten: Fettes Gebäck vom Blätterteig bis zur Sahne- oder Buttercremetorte, Speisen mit viel Butter, Öl, Käse oder Sahne, Mayonnaise und alles Frittierte einschließlich Pommes frites. Schwer im Magen liegen auch Gurken, hartgekochte Eier, stark Gewürztes und alles, was sehr heiß oder sehr kalt ist.

Geeignet ist alles, was oben nicht steht, etwa Reis, Kartoffeln, Nudeln und Brot (nicht am gleichen Tag gebacken), alle übrigen Gemüse wie Wurzel- und Blattgemüse, Zucchini und andere Kürbisgewächse, Bananen oder Kompott, Milchprodukte oder magerer Fisch. Fleisch ist nur selten leicht verdaulich, vor allem dann nicht, wenn es stark gebraten wurde.

Mahlzeiten mit wenig Fett und nur sanfter Würze schmackhaft zuzubereiten, verlangt spezielles Geschick. Es gelingt, wenn Sie die Speisen im eigenen Saft oder einer leichten Brühe dünsten oder dämpfen, sie in Folien oder im Römertopf garen, wenn Sie nahezu fettfrei mit beschichteten Pfannen und Töpfen arbeiten, mit wenig Fett grillen, sanft und nur mit leichter Kruste. Achten Sie grundsätzlich darauf, die Speisen nicht zu „verkochen", schließlich unterstreichen die sanften Kochmethoden den Eigengeschmack der Zutaten. Damit wird die Qualität des Ausgangsmaterials entscheidend für den Geschmack. Die biologische Landwirtschaft lässt grüßen.

Getränke –
Fluch und Segen von Alkohol und Koffein

Viele Getränke regen an. Genau deshalb trinken wir sie tagsüber, und genau deshalb stören sie allesamt den Schlaf. Das gilt vor allem für koffeinhaltige Getränke wie Kaffee oder Cola, aber auch für sämtliche Energiedrinks und für alle koffeinhaltigen Teesorten: grünen wie schwarzen Tee, auch Eistee, der immer mit schwarzem Tee gemacht wird.

Die anregenden Bestandteile dieser Getränke scheidet der Körper nur relativ langsam aus. Wer Probleme mit dem Schlafen hat, sollte deshalb ab dem frühen Nachmittag darauf verzichten. Ganz allgemein ist es eine der ersten Maßnahmen bei Schlafproblemen, den ganzen Tag über so wenig Kaffee wie möglich zu trinken; er hat drei Mal soviel Koffein wie Tee.

Bei einigen Menschen allerdings kann Koffein den Schlaf sogar fördern: Bei Personen mit niedrigem Blutdruck und bei manchen älteren Menschen regt Koffein die Durchblutung an bzw. hebt den Blutdruck auf normale Werte; das erleichtert den Schlaf.

Andere Getränke beruhigen und werden deshalb immer wieder als Schlafmittel empfohlen. In der Tat bahnt eine warme Honigmilch den guten Schlaf genauso wie Kräutertees, die mit Melisse, Baldrian, Hopfen oder Lavendel aufgegossen sind.

Viele Leute schwören auf „ihren" alkoholischen „Schlaftrunk". Doch dem liegt ein Trugschluss zugrunde. Man schläft mit Alkohol zwar besser ein, aber bloß deshalb, weil er entspannt; das fördert tatsächlich eine wichtige Bedingung für leichtes Einschlafen. Ein regelrechtes Schlafmittel ist Alkohol trotzdem nicht. Im Gegenteil: nur etwas zu viel davon stört den späteren Schlaf bereits direkt. Schon kleinere Mengen Alkohol im Blut können dazu führen, dass man häufiger aufwacht und so weniger Tiefschlaf erlebt. Größere Mengen Alkohol können sogar Alpträume verursachen und am Morgen Kopfschmerzen, selbst wenn man keinen Kater hat.

Solange Sie unter dem bleiben, was das Gesetz den Autofahrern erlaubt, beeinträchtigt das den Schlaf für gewöhnlich nicht. Genießen Sie dann getrost den Geschmack und die Entspannungswirkung, vor allem von Rotwein und Bier. Da entspannen nämlich nicht nur die Promille; der Hopfen im Bier beruhigt auch unabhängig vom Alkohol, und Rotwein beeinflusst das Herz-Kreislauf-System positiv. Trinken Sie aber beides nicht zu kalt, das stört das Verdauungssystem und reizt die Blase (und kalter Rotwein schmeckt ohnehin nicht).

Falls Sie allerdings unter einer Schlafapnoe leiden, sollten Sie völlig auf Alkohol verzichten, weil dann der Alkohol Ihre Atmung zusätzlich beeinträchtigt.

Was auch immer Sie abends trinken, ob es entspannt oder nicht: beschränken Sie die Flüssigkeitsmenge an sich. Die Blase kann nicht endlos viel aufnehmen. Und aufstehen nachts macht richtig wach: dann kann es schwierig sein, wieder einzuschlafen.

Rauchen – auch Nikotin schadet dem Schlaf

In mancher Hinsicht wirkt Nikotin ähnlich wie Koffein. Es regt an und stört vor allem den empfindlichen Schlaf zu Beginn der Nacht. Trinkt man zusätzlich Alkohol, dann schaukeln sich die beiden Gifte gegenseitig hoch; Alkohol verstärkt den störenden Effekt des Rauchens auf den Schlaf. Selbst wer sich passiv dem Rauch aussetzt, wird schlechter schlafen. Es ist übrigens wirklich das Nikotin, das den Schlaf verkürzt und flacher macht – sogar ein Nikotinpflaster beeinträchtigt ihn.

Langfristig beeinträchtigt das Rauchen auch die Fähigkeit der Lunge, überhaupt vollständig Atem zu holen. Da uns nachts das Luftholen ohnehin schwerer fällt, kann auch dies den Schlaf beeinträchtigen. Wer raucht und es nicht lassen kann – und das ist bekanntermaßen schwer, ist doch Rauchen eine echte Sucht –, kann zumindest einige Probleme abfangen, wenn er am späten Nachmittag damit aufhört oder sich zumindest deutlich einschränkt. Allerdings ist auch bekannt, dass echte Raucher leichter auf die Morgen- als auf die Abendzigarette verzichten.

Da auch Passivrauchen den Schlaf stört, geht es beim Nikotin auch um die Kinder. Schützen Sie den Schlaf Ihrer Kinder und rauchen Sie abends auf keinen Fall in der Wohnung. Noch besser ist es, wenn Sie grundsätzlich draußen rauchen; das nützt der Entwicklung Ihrer Kinder und hilft Ihnen selbst, weil Sie damit Ihren Konsum automatisch einschränken.

Wenn der Schlaf gestört ist

Wie werde ich heute schlafen? Viele Millionen Menschen denken das Abend für Abend, Nacht für Nacht. „Ich hab schon wieder schlecht geschlafen und bin tagsüber alles andere als fit gewesen" – schrieb Schiller sinngemäß an Goethe und erläuterte ausführlich die subjektive Lage. Doch Goethe wie Schiller konnten nicht wirklich sagen, welche Konsequenzen es hat, wenn der Schlaf chronisch gestört ist. Und sie wussten auch noch nicht, wie es genau geschieht, dass Nächte schrecklich werden.

Und wenn schon, eine schlechte Nacht bringt einen nicht um – behaupten andere, und sie haben nicht grundsätzlich unrecht; kurzfristig überstehen wir durchwachte Nächte tatsächlich folgenlos. Doch oft genug bleibt es nicht bei einer Nacht, und es entwickelt sich eine echte Schlafstörung. Das ist dann mehr als eine Befindlichkeitsstörung. Langfristig können Schlafstörungen Fehler, Unfälle und Katastrophen nach sich ziehen und unsere Lebensqualität und Gesundheit ruinieren. Fast jeder Mensch kann in den „Teufelskreis der Schlafstörung" geraten. Doch man kann etwas dagegen tun. Darüber berichtet dieses Kapitel.

Schlafstörungen – Merkmale und Ursachen

Die Wissenschaft beschreibt 88 verschiedene Formen von Schlafstörungen, deren schwere zum Glück jedoch sehr selten sind. Behandlungsbedürftig ist eine Schlafstörung, wenn sie die Tagesverfassung beeinträchtigt, und das mindestens vier Wochen lang. Bei sehr vielen Schlafstörungen kommt man allerdings ohne Arzt zurecht, oft kann auch der Besuch einer Schlafschule eine chronische Schlafstörung vermeiden helfen.

Grundsätzlich unterscheiden wir drei große Gruppen von Schlafstörungen: 1. die Insomnien, bei denen die Betroffenen zu wenig schlafen; 2. die Hypersomnien, die sich durch zu viel Schlaf zum falschen Zeitpunkt auszeichnen; und 3. die Parasomnien, das sind störende Begleiterscheinungen des Schlafs wie Schlafwandeln, Zähneknirschen oder Angstträume. Häufig stören Parasomnien die Schlafqualität; für manche kennt man die neurologischen Ursachen, bei anderen tappt man noch im Dunkeln. – Der Wortbestandteil „Somnie“ kommt von dem lateinischen Wort für Schlaf, somnus.

Eine vierte Gruppe sind Störungen des Schlaf-Wach-Rhythmus. Wer darunter leidet, schläft zu einem anderen Zeitpunkt, als es der Tag-Nacht-Rhythmus eigentlich vorgibt. Gründe dafür können sein, dass jemand Schichtarbeit leistet oder mitten im Jet-Lag ist; es ist aber auch möglich, dass die Innere Uhr ernsthaft gestört ist. – Schließlich gehen auch viele körperliche Erkrankungen, einschließlich neurologischer und psychischer, mit Schlafstörungen einher; sie verschwinden meist mit der Grunderkrankung.

Mit Abstand am häufigsten sind Ein- und Durchschlafstörungen. Leiden Sie darunter, dann schlafen Sie nur sehr schwer ein oder Sie wachen nach zwei bis drei Stunden wieder auf, sind dann hellwach und können nicht wieder einschlafen. In beiden Fällen sind Sie tagsüber nicht leistungsfähig oder regelrecht müde, doch wenn Sie sich hinlegen, schlafen Sie nicht unbedingt ein.

Sehr oft steckt hinter Ein- und Durchschlafstörungen Stress; manchmal beruhen sie auch auf typischen Fehlern, die man sich gerade aus Sorge um den guten Schlaf angewöhnt. Solche Schlafstörungen heißen deshalb „psychophysiologische Insomnien". Auch zu viel Alkohol, bestimmte Medikamente, Lärm oder Hitze können Ein- und Durchschlafstörungen nach sich ziehen. Besonders unangenehm sind schmerzende Beine (Restless Legs), besonders gefährlich Atemstillstände (Schlafapnoen); die Schlafapnoe ist sogar die zweithäufigste Schlafstörung, und sie ist unbedingt behandlungsbedürftig.

Bei einer Hypersomnie haben Sie selbst das Gefühl, nachts genügend geschlafen zu haben. Morgens und den Tag über sind Sie aber trotzdem müde und könnten immer weiter schlafen; tun Sie das, macht es Sie aber auch nicht wacher. Es gibt verschiedene körperliche Erkrankungen, die extreme Tagesmüdigkeit nach sich ziehen können, etwa Schilddrüsenunterfunktionen. Die häufigste Ursache aber ist die Schlafapnoe; die erkennt man oft genug erst an der Müdigkeit, nachts nimmt man sie schließlich nicht wahr.

Die stärkste Hypersomnie ist die Narkolepsie. Dabei schläft man tagsüber fast oder wirklich ein, wo man steht oder geht; das ist nicht nur unangenehm, es kann auch sehr gefährlich werden. Näheres finden Sie in den Spezialabschnitten.

Schlafen oder nicht schlafen – eine existentielle Frage

Wohl jeder von uns hat schon einmal schlecht geschlafen und danach Hochleistungen vollbracht. Darauf sind wir eingerichtet, weil die Innere Uhr dafür sorgt, dass wir nicht bei jeder Störung aus dem Takt geraten. Sie schaltet morgens auf „wach", selbst wenn wir einmal wenig oder nicht geschlafen haben. Den Morgen nach einer solchen Nacht empfinden manche nicht einmal als unangenehm, weil wir dann ähnlich aufgedreht sind wie nach zu viel Kaffee. Da kann man sogar einiges wegarbeiten, so lange die Arbeit keine volle Konzentration verlangt. Das geht nur nicht den ganzen Tag. Da passt der Begriff „schlaftrunken": Nach einer Nacht ohne Schlaf verhalten wir uns nämlich, als hätten wir ein Promille Alkohol im Blut. Wir selbst registrieren das nicht unbedingt, und prompt überschätzen wir uns dann regelmäßig.

Dennoch macht uns eine schlaflose Nacht normalerweise nichts aus, auch nicht langfristig. Wirklich überhaupt nicht zu schlafen, ist allerdings gar nicht so einfach. Besonders schwierig ist es in monotonen Situationen, etwa bei langen Autofahrten. Dann übermannt uns der Schlaf leicht, und das kann richtig gefährlich werden, unter Umständen tödlich. Selbst in abwechslungsreichen Nacht-Situationen schlafen wir häufig kurz ein: bei jedem „Schlaffenster", das die Innere Uhr öffnet.

Über längere Zeit kann es der Körper zunehmend schlechter ausgleichen, wenn wir zu wenig schlafen. Schon nach wenigen Wochen sinkt die Leistungsfähigkeit generell deutlich; wir arbeiten weniger produktiv, reagieren langsamer und machen Fehler, die auch Unfälle nach sich ziehen können. Wer übermüdet ist, reagiert leicht falsch; wer dabei in einen Mikroschlaf abgleitet – und das ist häufig –, reagiert unter Umständen mehrere Sekunden gar nicht. An normalen Maschinen führt das zu Fehlern; an großen Maschinen wie Flugzeugen oder Schiffen, in Chemiefabriken oder Atomkraftwerken hat es schon öfter Katastrophen nach sich gezogen.

„Nur" für Sie selbst gefährlich wird es, wenn Sie über Monate oder gar Jahre zu wenig schlafen. Die Folgen sind handfest und man muss sie ernst nehmen: vor allem Herz-Kreislauf-Erkrankungen, Magen-Darm-Probleme, Anfälligkeit für Infektionen, Gewichtszunahme, zu viel Zucker im Blut bis hin zur Frühdiabetes. Betrachten Sie es als Warnsignal, wenn Ihr Blutdruck steigt, oder wenn Sie sich plötzlich häufiger Infektionen zuziehen. Nehmen Sie beides zum Anlass, stärker auf Ihren Schlaf zu achten. Wer lange Zeit zu wenig schläft, wird außerdem viermal so häufig depressiv wie andere Leute. Chronisch Schlafgestörte belegen den zweiten Platz in der Arbeitsunfähigkeitsstatistik, gehen zwei- bis dreimal häufiger zum Arzt als andere (zusätzlich zu den Arztbesuchen wegen Schlafbeschwerden) und haben eine geringere Lebenserwartung. Eine seriöse wissenschaftliche Arbeit fasste die Folgen des Schlafmangels kürzlich so zusammen: „Zu wenig Schlaf macht alt".

Schlafen wir längere Zeit zu wenig, so reduziert das Wohlbefinden und Leistungsfähigkeit, macht krank und lässt uns früher sterben. Wer vor diesem Hintergrund damit prahlt, mit wie wenig Schlaf er auskommt, ist deshalb nur bedauernswert – gesund bleibt er nicht und alt wird er auch nicht.

Kinderschlaf – so unerlässlich wie anfällig

Viele Kinder wollen abends nicht ins Bett und behaupten steif und fest, sie seien nicht müde. Die Eltern befürchten dann, ihr Kind könnte zu wenig schlafen, und wollen dem gegensteuern, sind dabei aber nicht unbedingt erfolgreich. Wieviel Schlaf Ihr Kind braucht, finden Sie leicht heraus: Beobachten Sie einfach, nach welchen Nächten es tagsüber fit, und nach welchen es müde ist.

Will ein Kind abends partout nicht schlafen, so liegt das häufig an einem: es ist überdreht. Dann kann es nicht auf die innere Ruhe umschalten, die generell zum Einschlafen nötig ist. Kinder brauchen dafür normalerweise einen Zeitraum, in dem auch ihre Eltern diese Ruhe ermöglichen und achten. Nur dann können die Kinder selbst ihre eigene Ruhe achten – und angenehm finden. Die Vorbereitungszeit aufs Schlafen erlaubt statt Aktion nur noch Rituale, vom Zähneputzen bis zum Vorlesen und Singen.

Ein überdrehtes Kind wirkt zwar hellwach, ist aber meist übermüdet. Als Eltern haben Sie da eine Spezialaufgabe: Sorgen Sie für eine monotone äußere Situation, damit es sich beruhigen kann. Absolut schädlich ist das Fernsehen. Einerseits überreizt es das Kind bis zum Überdrehen. Andererseits wirkt es wie eine Droge; das Kind will sie weiter genießen und hält sich deshalb krampfhaft wach. Beim Fernsehen ist es absolut falsch, Kinder selbst entscheiden zu lassen, wann sie aufhören. Das ist reine Elternaufgabe. Unabhängig vom Inhalt sollte um 18 Uhr Schluss sein; das gilt auch für Videos.

Problemsituationen aus Schule oder Elternhaus beeinträchtigen den Schlaf der Kinder unmittelbar, weil auch sie schon viele Probleme im Schlaf verarbeiten. Kinder sind sehr empfindsam, sprechen aber nur selten darüber. Sie sind existentiell auf ein positives Familienklima angewiesen. Viele Kinder brauchen abends außerdem das Gefühl, dass die Eltern in der Nähe sind. Sie sollten deshalb nicht weit vom Wohnzimmer entfernt schlafen, ruhig auch mit offener Türe. Ein kleines Licht beruhigt viele Kinder und verschafft ihnen das Gefühl, nicht alleine zu sein. Es spricht auch nichts dagegen, Kinder im Elternbett einschlafen zu lassen und sie erst später in ihr eigenes Bett zu bringen. Viele Kinder schlafen unruhig und wachen nachts häufig auf. Beides ist üblich und deutet keineswegs automatisch auf eine Schlafstörung hin.

Wenn Eltern rauchen, schlafen ihre Kinder häufig schlecht. Die Kinder rauchen nämlich unweigerlich passiv mit, und das beeinträchtigt nicht nur allgemein ihre Gesundheit, sondern auch ihren Schlaf. Gehen Sie also mit Ihren Zigaretten auf den Balkon, solange die Kinder nicht erwachsen sind.

Schlafstörungen bei Kindern teilt man ähnlich ein wie bei Erwachsenen: in Ein- und Durchschlafstörungen, erhöhtes Schlafbedürfnis am Tage und störende Begleitsymptome. Kinder mit Schlafapnoe atmen nicht nur schwer; sie sind nachts oft schweißnass und besonders unruhig. Viele Kinder leiden unter nächtlichen Alpträumen, Schlafwandeln und nächtlichem Aufschrecken. Nässt ein Kind nachts ein, ist das erst ab dem Schulalter ein Thema für den Kinderarzt. Generell gilt: Lassen Sie abklären, ob eine körperliche Erkrankung die Schlafstörung verursacht.

Jugendliche – jeder Vierte ist ständig müde

Immer wieder bescheinigen die Pisa-Studien den 15-Jährigen in Deutschland, dass sie im Vergleich zu Jugendlichen anderer Länder nur mäßig gut lesen und rechnen können. Seitdem sind Erklärungen jeder Art wohlfeil, abgegeben von Kulturbehörden bis zu Arbeitgeberverbänden. Vieles davon mag stimmen, doch ein – wenn auch möglicherweise geringfügiger – Aspekt fehlte bisher: die Perspektive der Schlafforschung.

Praktisch alles bei Pisa war penibelst standardisiert, eines nicht: um welche Uhrzeit getestet wurde. Nun gab es in Deutschland zu Beginn der Pisa-Studien fast nur Halbtagsschulen und selbst bei den inzwischen häufigeren Ganztagsprogrammen ist der Vormittag ähnlich strukturiert wie eh und je, nämlich ziemlich rigide. Da liegt es nahe, dass die Pisatests direkt im Anschluss stattfanden. Es ist also zumindest nicht ausgeschlossen, dass ein großer Teil der Termine direkt an den normalen Schul-Vormittag angehängt wurde. Beginn: zwischen 13 und 14 Uhr. Um diese Zeit sind alle müde und leistungsgemindert, vor allem nach sechs Stunden Unterricht.

Zum anderen beginnt die Schule bei uns bereits um 8 Uhr morgens, früher als in vielen anderen europäischen Ländern. Nachdem sich nur größere Schulen „lohnen", kommen die Schüler teilweise von weither. Die meisten Kinder und Jugendlichen sind spätestens ab der fünften Klasse eine Stunde oder länger unterwegs, und das zweimal täglich. Die Mehrzahl muss folgerichtig um 6 Uhr oder früher aufstehen. Vor allem während der Sommerzeit, wo es ja in Wirklichkeit erst 5 Uhr ist, widerspricht das der Inneren Uhr, gerade bei dieser Altersgruppe. Es ist bekannt, das mindestens jede/r vierte Jugendliche ständig müde ist. Wie sollen sie da Höchstleistungen bringen?

Nicht nur die Schule, auch die Eltern sind verantwortlich. Ab der Pubertät verschiebt sich die Tag-Nacht-Rhythmik ein wenig, und oft tut siedas ziemlich ungünstig, nämlich in Richtung deutlicher Abendtyp. Jugendliche brauchen noch mindestens acht Stunden Schlaf. Sie fühlen sich aber schon recht erwachsen und versuchen mit allen Mitteln, am Wochenende länger wach zu bleiben. Da der Tag-Nacht-Rhythmus in diesem Alter besonders flexibel ist, holen sie den verlorenen Schlaf dann samstags und sonntags bis zum Mittag nach. Die Folge: am Sonntagabend sind sie hellwach und können erst sehr spät schlafen. Montags sind sie müde, viele Lehrer haben den Montagsunterricht schon abgeschrieben. Längst nicht alle finden ab Dienstag wieder zum Normalen zurück; bei einigen verschiebt das auf längere Sicht den Rhythmus der Körpertemperatur Richtung Morgen. Das erschwert es, zu einem normalen Zeitpunkt schlafen zu gehen. Nichts von ausgeschlafen um 6 Uhr früh.

Auch wenn es anstrengend ist: Sorgen Sie als Eltern dafür, dass die Jugendlichen regelmäßig leben und nur gelegentlich von der Regel abweichen – also höchstens ein Mal am Wochenende. Sorgen Sie auch dafür, dass die Jugendlichen vor dem Schlafengehen nichts allzu Aufregendes machen. Wie immer man zu Filmen und Computerspielen steht, eins ist sicher: beruhigen tun sie nicht. Doch auch Jugendliche brauchen es ruhig und entspannt, um gut zu schlafen. Und nur nach einer guten Nacht sind sie tagsüber fit.

Schicht- und Nachtarbeit – nicht gewöhnungsfähig

Jeder siebte Erwachsene in Deutschland arbeitet gelegentlich nachts, fast die Hälfte davon regelmäßig. Dabei sind Eltern bzw. Mütter, die ihre Kinder versorgen, nicht mitgerechnet, genauso wenig wie Menschen, die gebrechliche Familienangehörige pflegen oder gelegentlich kellnern.

Nun kann sich die Innere Uhr umstellen, wenn man ihr einen „neuen" Rhythmus vorgibt. Doch sie tut es nicht sofort, weil sie zunächst grundsätzlich annimmt, dass es sich um eine Ausnahme handelt. Damit ist die erste Regel klar: Nachtarbeit beeinträchtigt dann am wenigsten, wenn sie sich auf eine Nacht beschränkt.

Selbst wenn jemand regelmäßig nachts arbeitet, funktioniert die Umstellung der Inneren Uhr nicht ohne weiteres. Der Grund: die starken Zeitgeber Sonne und soziale Kontakte laufen ganz normal weiter und widersetzen sich. Zu Beginn der Nachtschicht gegen 22 oder 23 Uhr ist der Organismus genauso auf Ruhe eingestellt wie bei normalen Arbeitszeiten. Deshalb versucht er immer wieder zu schlafen, die Konzentration schweift ab und die Leistung lässt nach. Wir machen nachts viel mehr Fehler als tagsüber, und das hat schon viele Unfälle und sogar Katastrophen verursacht. Dürften Nachtarbeiter dann gegen Morgen endlich schlafen, ist das Schlaffenster geschlossen, ihr Körper will aktiv sein. Schlafen sie doch, dann ist der Schlaf flach, unterbrochen und zu kurz.

An Nachtarbeit kann man sich nicht gewöhnen, weil ihre Anforderungen den Zeitgebern und der Inneren Uhr grundsätzlich widersprechen. Die Folge sind vor allem Schlafstörungen. Wer nachts arbeitet, schläft morgens meist schwer ein und schlecht durch; nach einiger Zeit ist das auch nachts so. Wer nun längere Zeit flach, unterbrochen und kurz schläft, bekommt Probleme mit Kreislauf, Herz und Blutdruck, Verdauung und Widerstandsfähigkeit gegen Infektionen. Kurz: Nachtarbeit macht die meisten krank. Besonders stark trifft es die Morgentypen.

Gute Schichtsysteme streuen deshalb nur einzelne Nächte in ansonsten normale Arbeitszeiten. Und sie rotieren „nach vorne“, also früh–spät–nachts–frei. Mehr als vier Nächte am Stück zu arbeiten schadet immer, weil sich dann die Innere Uhr doch anzupassen versucht; vergeblich, denn die Tagschicht kommt doch wieder.

Nun können wir Nachtarbeit nicht abschaffen; wir können aber klüger oder weniger klug damit umgehen. Arbeiten Sie nur nachts, wenn es sich nicht vermeiden lässt, und nicht für längere Zeit. Tun Sie es möglichst nur, solange Sie jünger sind. Beenden Sie die Nachtarbeit, wenn Sie Schlafstörungen bekommen.

Beherzigen Sie in jeder Nacht ein paar kleine Tricks: Bestehen Sie darauf, dass Ihr Nachtarbeitsplatz absolut fürstlich beleuchtet ist (am besten 2.500 Lux). Bewegen Sie sich so viel wie möglich. Essen Sie mehrfach in der Nacht ein wenig, möglichst leicht verdauliche, gekochte Speisen.

Selbst Schichtarbeit ohne Nachtschichten ist nicht harmlos. Sie umfasst zum Beispiel abwechselnd Frühschichten ab 6 Uhr und Spätschichten bis 23 Uhr. Das beeinträchtigt Schlaf und Gesundheit zwar weniger gravierend als direkte Nachtarbeit. Doch es verhindert ein regelmäßiges Leben und verlangt, ständig die Rhythmen zu wechseln. Auch das bekommt kaum jemandem.

Das Alter – manche Schlafstörungen werden häufiger

Es war schon die Rede davon, dass sich der Schlaf im Alter verändert. Viele ältere Leute brauchen weniger Schlaf als in jüngeren Jahren, einige genauso viel. Niemand braucht mehr. Viele Menschen gehen früher zu Bett, wenn sie älter werden, sie wachen nachts häufiger und morgens früher auf. Tagsüber sind sie müder und haben häufiger das Bedürfnis nach einem Nickerchen. All das ist normal, macht jedoch vielen älteren Menschen Sorgen, weil sie es mit einer Schlafstörung verwechseln. Es ist keine.

Allerdings ist es im Alter besonders sinnvoll, nicht in den Tag hineinzuleben, sondern ihn einzuteilen. Das bedeutet: Machen Sie sich einen regelmäßigen Tagesplan und halten Sie sich daran. Seien Sie tagsüber so aktiv wie möglich und gehen Sie auf keinen Fall zu früh schlafen. Falls Sie sehr zeitig aufwachen, nehmen Sie sich für den Morgen die anspruchsvolleren Aktivitäten vor. Bleiben Sie morgens nur so lange im Bett, bis Sie das erste Mal aufwachen, und planen Sie dann eventuell ein Mittagsschläfchen ein. Wenn Sie morgens länger liegen bleiben, werden Sie nämlich kaum mehr schlafen, sich aber häufig zerschlagen fühlen. Stehen Sie auch nachts lieber auf, statt länger wach im Bett zu liegen; legen Sie sich erst wieder hin, wenn Sie richtig müde sind.

Ganz allgemein kann die Wissenschaft belegen, dass ältere Menschen nicht häufiger Ein- und Durchschlafstörungen bekommen als jüngere, solange sie aktiv bleiben. Die sind nur dann häufiger, wenn jemand im Alter seine körperlichen und sozialen Aktivitäten stark zurückschraubt.

Trotzdem gibt es Schlafstörungen, die ältere Leute erheblich häufiger haben als jüngere, und es gibt einige, die erst im höheren Lebensalter auftreten. Dazu gehören die

Schlafapnoe und das Syndrom der unruhigen Beine. Außerdem bringt das Alter öfter körperliche Erkrankungen mit sich, die Schmerzen machen. Schmerzen führen immer dazu, dass man entweder schlecht einschläft oder nachts häufig aufwacht; auf diese Weise ist der Schlaf weniger erholsam. Mehr Ältere als Jüngere leiden auch unter Stoffwechselerkrankungen, Depressionen und Veränderungen der Hirndurchblutung. Alle diese Erkrankungen beeinträchtigen den Schlaf.

Mit dem Alter steigt der Medikamentenkonsum, jedenfalls statistisch. Viele Medikamente beeinträchtigen den Schlaf, sogar Schlaf- und Beruhigungsmittel; das gilt vor allem, wenn man sie längere Zeit nimmt. Außerdem können Schlafmittel bei älteren Menschen das auslösen, was man „paradoxe Reaktion" nennt: sie muntern auf, statt den Schlaf anzustoßen. Umgekehrt kann Koffein den Schlaf bei manchen Älteren fördern, gerade bei Patienten mit Durchblutungsstörungen. Da es die Durchblutung anregt, sind Blut bzw. Organe besser mit Sauerstoff versorgt, und das ermöglicht erst den Schlaf. Doch selbst wenn Beruhigungsmittel im Alter genau so wirken wie sie sollen, sind sie oft nicht angebracht. Sie setzen nämlich die Muskelspannung so stark herab, dass schon einige ältere Menschen deshalb beim nächtlichen Toilettengang gestürzt sind. Das kann dann richtig gefährlich werden, vor allem, wenn sie alleine leben.

Im Teufelskreis – wie sich viele Schlafstörungen entwickeln

Alles hat einmal begonnen. Auch eine Ein- und Durchschlafstörung. Fast immer raubt zunächst ein konkretes Ereignis ganz aktuell den Schlaf: die Prüfung, der Liebeskummer oder die Probleme am Arbeitsplatz. Einige Tage, vielleicht wenige Wochen, kämpft man nachts mit dem Problem, wälzt sich im Bett und befürchtet das Schlimmste; tagsüber ist man übermüdet oder gereizt. Dann ist die Prüfung bestanden, die Liebesbeziehung aufgefrischt oder ausgetauscht und der Konflikt bewältigt. Nur der Schlaf bleibt schlecht. Was ist da passiert?

Wir müssen den Auslöser der Schlafstörung von dem Prozess unterscheiden, der sie aufrechterhält. Akuter Stress stört den Schlaf bei den meisten. Verschwindet der Auslöser, sollte der gesunde Schlaf zurückkehren. Tut er das nicht, läuft etwas falsch. Dann steckt man in einem Teufelskreis, der ab einem bestimmten Punkt die Schlafstörung ganz allein aufrechterhält und sie sogar verstärkt.

Schon während das akute Problem den Schlaf beeinträchtigt, kann der Teufelskreis beginnen. Seine erste Runde ist das Denken, etwa: „Oh weh, diese Nacht wird wieder fürchterlich, ich werde nicht einschlafen oder bald aufwachen, und morgen muss ich trotzdem fit sein". Diese Befürchtungen führen automatisch dazu, dass wir uns geistig-seelisch anspannen; das wiederum macht körperlich unruhig und verspannt. Sobald wir das wahrnehmen – und das braucht nicht bewusst sein –, befürchten wir noch intensiver, nicht einschlafen zu können: die zweite Runde des Teufelskreises.

Zusätzlich gewöhnt sich der Körper in diesem Denk-Umfeld an, sich zu verspannen, sobald das Bett in Sicht ist. Er „lernt" quasi, im Umkreis des Bettes Spannung statt Schlaf zu produzieren. Dann geht man angespannt zu Bett, und nachts wacht man so auf. Das ist Gift für den Schlaf – und die dritte Runde des Teufelskreises. Und schon folgt die vierte Runde: Man denkt den halben Tag ans Schlafen, schont sich am Tage, geht zu früh ins Bett und kann dann erst recht nicht schlafen.

Die vier Runden greifen ineinanander und verstärken sich gegenseitig. Zu diesem Zeitpunkt kann man den ursprünglichen Auslöser vergessen. Die Schlafstörung hat sich selbständig gemacht. Unternimmt man jetzt nichts, dreht sich die Spirale schneller nach unten und lässt sich immer schwerer unterbrechen: die Schlafstörung wird chronisch.

Manchmal ist dann etwas Fünftes passiert: der Körper hat „gelernt", das Bett als etwas wahrzunehmen, wo er auf jeden Fall schlecht schläft. Auch wenn es abwertend klingt: Es ist wie bei Pawlows berühmten Hunden. Wenn Hunde Futter sehen, produzieren sie Speichel. Pawlow läutete eine Glocke, bevor er ihnen das Futter zeigte. Bald hatten sie gelernt, dass es nach dem Glockenton Futter gibt. Da sabberten sie schon beim ersten Glockenton, auch wenn gelegentlich kein Futter kam. Ganz ähnlich denken Schlafgestörte schon ans unangenehme Wachliegen, wenn sie ihr Bett nur sehen. Manche schlafen deshalb woanders besser als im eigenen Bett, selbst im Schlaflabor oder im Sitzen vor dem Fernseher. Dort „stimmt" die Umgebung doppelt: Sie hat nichts mit dem eigenen Bett zu tun und ist monoton; relativ dunkel, gleichbleibender Tonfall, gemütlich.

Schlafen Sie gut? – Der Fragebogen zum Selbstauswerten

Sie schlafen gut, wenn Sie drei Dinge bejahen können: 1. Sie schlafen rasch ein, 2. Sie schlafen gut durch und liegen nachts normalerweise nicht länger wach; und 3. Sie sind am folgenden Tag fit. All das ist nur bei der Hälfte der Bevölkerung der Fall. Von der zweiten Hälfte tun sich manche schwer mit dem Ein- oder Durchschlafen, manche kommen tags nur schwer oder gar nicht in die Gänge.

Seien Sie glücklich, wenn Sie gut schlafen. Schlafen Sie schlecht, unternehmen Sie alles, was eine Verbesserung anstoßen kann. Experimentieren Sie mit den Möglichkeiten in diesem Buch. Allerdings ist schlechter Schlaf noch keine Schlafstörung: jeder Zweite schläft schlecht, jeder Dritte sehr schlecht, aber nur jeder Siebte hat eine behandlungsbedürftige Schlafstörung. Und Sie? Ein kleiner Fragebogen gibt genauere Antworten.

Die Fragen:

A – Sind Sie abends vor dem Zubettgehen müde?

Ja, sehr	(1)
Ja	(0)
Nein	(2)
Eher wach	(4)

B – Wie lange brauchen Sie zum Einschlafen?

Ich schlafe sofort ein	(0)
Ich brauche länger als 10 min	(1)
Ich brauche länger als 30 min	(4)

C – Schlafen Sie nachts durch?

Ja	(0)

Ich wache gelegentlich kurz auf	(1)
Ich liege lange Zeit wach	(3)
Wenn ich aufgewacht bin, kann nicht mehr einschlafen	(5)

D – Schnarchen Sie nachts ?

Nein	(0)
Ja	(1)
Es wurden schon Atemstillstände beobachtet	(5)*

E – Werden Sie morgens zur gewünschten Zeit wach?

Mehr als 60 Minuten zu früh	(3)
Zwischen 10 und 60 Minuten zu früh	(1)
Ziemlich genau richtig	(0)
Aufwachen fällt mir nicht leicht	(2)
Ich wache überhaupt sehr schwer auf	(4)

F – Wann fühlen Sie sich nach dem Aufwachen munter?

Sofort	(0)
Nach ungefähr 10 Minuten	(1)
Nach dem Frühstück	(2)
Erst gegen Mittag	(4)

G – Wenn ich den ganzen Tag betrachte, dann

bin ich durchgehend fit	(0)
bin ich mittags etwas müder	(1)
bin ich mittags sehr müde	(2)
bin ich allgemein tagsüber häufig müde	(3)
schlafe ich gelegentlich ungewollt ein	(5)*

Schreiben Sie für jede Frage die Zahl heraus, die Ihrer Antwort entspricht. Zählen Sie dann die Zahlen aus den Fragen A bis G zusammen. Es gibt vier Möglichkeiten:

1. Ihre Summe ist kleiner als 10:
Dann haben Sie einen guten bis durchschnittlichen Schlaf.

2. Ihre Summe ist größer als 10, aber kleiner als 15:
Dann ist Ihr Schlaf gestört. Falls Sie bereits seit längerer Zeit unter diesen Symptomen leiden, sollten Sie das mit Ihrem Arzt besprechen.

3. Ihre Summe ist größer als 15 :
Begeben Sie sich möglichst bald in ärztliche Behandlung. Unter Umständen werden Sie dann an einen Schlafspezialisten oder ein Schlafmedizinisches Zentrum überwiesen.

4. Sie haben eine Antwort mit Sternchen (D oder G):
Suchen Sie sofort ein Schlafmedizinisches Zentrum auf.

Das Ergebnis ist ein erster Hinweis für Sie. Eine echte Diagnose stellt natürlich erst Ihr Arzt oder Ihre Ärztin.

Den eigenen Schlaf verbessern

Zu den wirksamsten Hilfen gegen Ein- und Durchschlafstörungen gehört alles, was Sie selber tun können. Die meisten Möglichkeiten dazu ergeben sich direkt aus den vorangegangenen Kapiteln. Das Wichtigste davon haben wir hier noch einmal unter dieser Perspektive zusammengestellt. Der Überbegriff dafür ist „Schlafhygiene".

Auch beim guten Schlaf ist Information der erste Schritt. Wer sich auskennt, kann vorbeugen. Immerhin führen viele falsche Vorstellungen über gesunden Schlaf geradewegs in die Schlafstörung. Gleichzeitig hilft Ihnen genaueres Wissen über den Schlaf dabei, kleinere Probleme selbst in den Griff zu bekommen. Machen Sie sich Ihre eigene Situation genau klar. Wie regeln Sie Ihren Tagesablauf? Machen Sie sinnvolle Pausen? Können Sie Stressfaktoren einschränken? Wie sieht das Abendessen aus? Wie gestalten Sie Ihre Abende?

Oft schlafen wir schon besser, wenn wir ganz einfache Dinge verbessern. Probieren Sie Neues aus, verändern Sie, was Ihnen nicht behagt. Suchen Sie in diesem Buch heraus, was Sie betrifft, nehmen Sie einen Stift und notieren Sie, was an Ihrem Tagesablauf und Ihrer Umgebung den Schlaf fördert und was ihn stört. Dann versuchen Sie langsam, Schritt für Schritt, alle Bedingungen zu ändern, die Ihren Schlaf beeinträchtigen. Sie benötigen nur ein wenig Experimentierlust.

Zugegeben: Es gibt keine Zaubermittel. Doch schon sehr viele Menschen haben besser geschlafen und waren tagsüber fitter, wenn sie ihr Leben genauer daran ausgerichtet haben, was unser Gehirn und unsere Innere Uhr erwarten.

Der Abend – den Tag ausklingen lassen

Wer glaubt, vom Schreibtisch, der Werkbank oder dem Fitness-Studio aus direkt ins Bett gehen und selig schlafen zu können, irrt. Vor den guten Schlaf hat die Natur die Entspannung gesetzt, das Abschalten und die Gelassenheit; all das kommt nicht auf Befehl, aber man braucht auch nicht hilflos darauf warten, sondern kann etwas dafür tun.

Ein schlaffreundlicher Abend dauert. Er beginnt mit einem leicht verdaulichen, warmen Abendessen, etwa einer Suppe. Ein guter Zeitpunkt ist 19, ein besserer 18 Uhr; auch wenn uns das moderne Berufsleben mit seinen Arbeits- und Fahrzeiten oft genug an diesem biologischen Optimum hindert. Doch wer gern gut schläft, berücksichtigt: Je später der Abend, desto leichter die Mahlzeit. Ein schweres Essen nämlich zieht eine intensive digestive Verdauungstätigkeit nach sich, und die fordert den Organismus. Wer spät gegessen hat, wacht nachts leichter auf und bleibt dann wach, weil der Magen noch immer beschäftigt ist.

Ein gemütliches Abendessen zu mehreren trägt auch seelisch dazu bei, den Tag geistig abzuschließen, damit gelassen zu werden und gut zu schlafen. Halten Sie trotzdem Maß beim Alkohol. Wir wollen nicht dem Abstinenz-Fundamentalismus das Wort reden, schließlich sind Wein und Bier zentrale Bestandteile europäischer Kultur und Geschichte. Ein Schoppen Rotwein oder ein Bier sind schlaftechnisch harmlos; Ausnahmen finden Sie in späteren Abschnitten dieses Buches. Doch mehr Alkohol – und vor allem Schnaps – stört den Schlaf, mit steigendem Lebensalter immer mehr. Unter Alkoholeinfluss schlafen wir leichter, wachen früher auf und sind anderntags müder als nötig – sobald es etwas mehr war, fühlen wir uns regelrecht zerschlagen. Was den Schlaf immer beeinträchtigt, ist das

Rauchen. Nikotin regt an und stört so das Einschlafen, und die nächtliche Zigarette beeinträchtigt das Wiedereinschlafen zusätzlich, weil Sie schon durch die Aktion als solche richtig wach werden.

Das Schlaf-Wach-System dankt es Ihnen, wenn Sie direkt vor dem Schlafengehen eine Art kleines Ritual begehen, also einfach immer das Gleiche tun. Sie können auf immergleiche Weise das Frühstück für den nächsten Tag vorbereiten, etwas Beruhigendes trinken oder ein Buch lesen, das nicht aufregt; das schließt naturgemäß Krimis, Thriller und ähnliches aus. Hören Sie ruhige Musik, unterhalten Sie sich gepflegt oder gehen Sie noch kurz spazieren: Jedes Ritual, jede Gewohnheit am späteren Abend stimmt den Organismus darauf ein, dass er bald schlafen wird. Langfristig beginnt er dann bereits bei Beginn des Rituals, sich „automatisch" zu entspannen – die beste Voraussetzung für guten Schlaf.

Wer befürchtet, Wichtiges für den nächsten Tag zu vergessen, tut sich schwerer mit dem Abschalten. Dem kann man vorbeugen: Schreiben Sie abends rechtzeitig auf, was Sie am folgenden Tag erledigen wollen. Vielen hilft es auch, Probleme des vergangenen Tages in einer Art Tagebuch schriftlich zusammenzufassen. Nächtliches Grübeln hält gnadenlos wach. Falls Sie dazu neigen, ist das Nachtkästchen der ideale Platz für das Tagebuch; Gedanken, die nachts auftauchen, lassen sich dann ohne Aufwand niederschreiben und damit ablegen.

Schlaffördernde Substanzen – nur manches geht in Eigenregie

Längere Zeit sehr schlecht zu schlafen, kann durchaus zermürben. Dann überlegt man irgendwann, ob man nicht vielleicht doch chemisch nachhelfen sollte. Zur Selbsthilfe eignen sich nur die frei verkäuflichen Mittel; sie wirken im Gegenzug nicht so stark wie die verschreibungspflichtigen.

Seit Jahrhunderten kennt man Pflanzen, die ein aufgeregtes Nervenkostüm besänftigen und so das Einschlafen erleichtern. Heute braucht man sie nicht selbst sammeln, vom Tee bis zum Dragee gibt es sie zu kaufen. Sie haben praktisch keine Nebenwirkungen und machen nicht abhängig. Bei leichten Schlafstörungen können sie gut helfen; in jeder Apotheke werden Sie dazu kompetent beraten.

Vor allem für Baldrian ist nachgewiesen, dass er den Schlaf fördert; dosieren Sie deshalb genau so, wie es der Beipackzettel empfiehlt. Viele Mittel enthalten neben Baldrian noch beruhigende Öle und Bitterstoffe aus der Hopfenblüte. Etwas schwächer als Baldrian und Hopfen wirken Tees aus Melissenblättern, Passionsblume oder Lavendel. Johanniskraut bessert den Schlaf nur indirekt; es lindert depressive Stimmungen, die ihrerseits den Schlaf beeinträchtigen.

Rezeptfrei bekommt man auch Antihistaminika. Man benutzt sie eigentlich gegen Allergien, doch nebenbei beruhigen sie und machen müde; allerdings nur manche Leute. Sie sind auch nicht ganz ungefährlich: Sie können nicht nur die Wirkung hormoneller Kontrazeption beeinträchtigen, sondern bei Überdosierung auch Vergiftungen hervorrufen, vor allem, wenn man gleichzeitig Alkohol trinkt. Für eine Dauereinnahme sind sie gänzlich ungeeignet.

Verschreibungspflichtige Schlafmittel sollten Sie immer nur unter ärztlicher Aufsicht einnehmen, selbst wenn Sie aus früheren Zeiten noch welche „übrig" haben. Diese Mittel machen zwar müde, doch den Schlaf selbst verbessern sie nicht. Punktuell erleichtern sie das Einschlafen enorm, als Dauermedikament sind sie dagegen unbrauchbar, weil die Wirkung nicht lange anhält. Doch sie können die Abwärts-Spirale der Schlafstörung durchbrechen: schlecht schlafen – sich tagsüber zerschlagen fühlen – Horror vor der Nacht – sich nachts selbst beobachten – über das Nicht-Schlafen grübeln – deshalb hellwach sein – dann noch miserabler schlafen. Wenn Sie mit Hilfe eines Schlafmittels wieder eine ganze Nacht schlafen, kann das Gehirn das Bett nämlich wieder mit Entspannung und Schlaf verknüpfen statt damit, sich vor dem nächsten Tag zu grausen. Das kann der Beginn der Heilung sein, aber nur, wenn Sie gleichzeitig beginnen, Ihr Leben auf einen schlaffreundlicheren Rhythmus umzustellen.

Manche Menschen sollten auf jedes Schlafmittel verzichten: Ältere Leute, Patienten mit Schlafapnoe und Personen mit Sucht-Vergangenheit. Bei der *Schlafapnoe* vermehrt die medikamentöse Muskelentspannung die Atemstillstände. *Ältere Menschen* sind unter Schlafmitteln oft so extrem entspannt, dass sie sich nicht gerade halten und gefährlich stürzen können, falls sie nachts zur Toilette müssen. Nach jeder *Suchterkrankung* ist alles Gift, was süchtig machen kann; also auch alle Schlafmittel. Das zeigt nebenbei die Grenzen der Eigenregie; die ärztliche Diagnose ist noch immer eine gute Basis.

Die Nacht – Schlafumgebungen und kleine Tricks

Keineswegs alle Menschen können in allen Lebenslagen schlafen, und schon gar nicht gut. Das ist keine Schlafstörung, jedoch ein Grund, die Schlafumgebung so befriedigend wie möglich zu gestalten.

Das erste ist der Raum selbst: ruhig und trocken sollte er sein, mit einer Luftfeuchtigkeit von 50 Prozent und etwa auf 18 Grad temperiert. Das zweite sind richtiges Bett und angenehme Bettwäsche; bedienen Sie hier ruhig Ihre ureigenen Vorlieben. Das dritte sind die Lichtverhältnisse: nachts sollte es so dunkel sein, dass Sie gut schlafen, und morgens so hell, dass Sie gut aufwachen. Das vierte ist der Geräuschpegel. Den hat man nicht immer gut im Griff; wenn sich Geräusche wirklich nicht abschalten lassen, zögern Sie nicht, sich etwas dagegen in die Ohren zu stopfen.

Viele Menschen wissen ungefähr, wieviel Schlaf sie brauchen. Dann bedenken sie, wann sie aufstehen müssen, und errechnen sich daraus, wann sie schlafen gehen „müssen". Daran halten sie sich, liegen aber ausgerechnet dann wach im Bett. Auch das spricht nicht unbedingt für eine Schlafstörung: Oft steht einfach just zu diesem Zeitpunkt die Innere Uhr „oben" in der 90-Minuten-Rhythmik, zeigt also „wach" an. Dagegen hilft es oft, eine halbe Stunde früher oder später schlafen zu gehen; dann ist die Innere Uhr noch oder wieder auf „müde" eingestellt.

Wie Sie vom Anfang dieses Buches wissen, wachen alle Menschen in der Nacht öfter kurz auf. Bei Schlafgestörten dehnen sich diese Wachepisoden häufig länger aus, und gelegentlich widerfährt das auch guten Schläfern. Dann machen sich die Gedanken gerne selbständig. Das autonome nächtliche Denken ist selten angenehm, schon gar nicht während des Leistungs- und Stimmungstiefs gegen 3 Uhr morgens. Wir haben es viel schlechter im Griff als das Denken am Tage, und es drückt uns ungeschützt nieder. Ruhig und entspannt bleiben ist das erste Gegenmittel, das zweite ist, möglichst gezielt Angenehmes dagegen zu setzen. Das fällt leichter, wenn Sie wissen, dass wir um diese Zeit niemals Probleme lösen können, und wenn Sie es deshalb gar nicht erst versuchen.

Und wenn die Konzentration aufs Angenehme einmal gar nicht klappt? Wenn sich düstere Gedanken nicht verscheuchen lassen? Wenn Sie unruhig werden und damit immer wacher? Dann stehen Sie ruhig auch mal auf und tun etwas, räumen auf, lesen, duschen oder essen sogar etwas Sanftes. Sobald Sie wieder richtig müde sind, gehen Sie zurück ins Bett. Zweifellos geht das nur leicht, wenn man alleine lebt, getrennte Schlafzimmer hat oder die Langmut als Lebensgefährten/in. Doch oft genügt eine kurze Zeit getrennter Schlafzimmer; dann hat Ihr Organismus genug vom nächtlichen Aufstehen und schläft leichter durch.

Wenn Sie regelmäßig schlecht schlafen, dann könnte ein kleiner Trick möglicherweise Wunder wirken: verzichten Sie konsequent darauf, im Bett zu arbeiten, fernzusehen oder zu essen. Auf diese Weise gewöhnen Sie sich daran, das Bett automatisch mit ganz spezieller Entspannung zu koppeln, mit der Entspannung, die dem Schlaf vorausgeht. Langfristig erleichtert diese Gewöhnung dem Gehirn, sich zu entspannen und in Schlaf zu sinken.

Aufwachen zur Unzeit – das „wilde Denken“ zähmen

Nachts aufwachen ist normal, und es ist keine Schlafstörung, danach kurz wach zu bleiben. Allerdings kann es eine bahnen, wenn man zu intensiv darüber nachdenkt, nach dem Motto: „Jetzt bin wach, deshalb komme ich heute nicht auf die Schlafzeit, die ich brauche, bin morgen müde, werde einiges nicht zustande bringen und deshalb wird dies passieren oder jenes.“ Diese Gedankenspirale hat eine sichere Folge: man spannt sich an und wacht vollständig auf. Schlimmer wird es, falls es in der Nacht zuvor genauso war; nach vielen ähnlichen Nächten „bestätigt“ jedes nächtliche Wachliegen die Eigendiagnose „Schlafstörung“. Das wirkt wie Einschleifen; die Gedanken über den eigenen miserablen Schlaf lauern bereits auf die nächste kurze Aufwachepisode, sind dann in der ersten Sekunde präsent, machen hellwach und verhindern so das Zurückgleiten in den Schlaf.

Wer nachts länger wach liegt, denkt. Selbst wenn man nicht an die Schlaflosigkeit denkt, sind die nächtlichen Gedanken oft düster, und kleine Probleme wachsen dann leicht ins Riesenhafte; auch jedes Schlafproblem. Bei jedem längeren Wachliegen bis hin zur richtigen Durchschlafstörung hilft es deshalb, wenn man es schafft, das Denken zu zähmen.

Die beiden grundsätzlichen Wege dorthin sind Entspannung (dazu gibt es später einen eigenen Abschnitt) und systematisches Umdenken. Das bekannteste Beispiel fürs Umdenken ist das Halbliter-Glas mit einem Viertelliter Wasser; die einen bezeichnen das als halb leer, die anderen als halb voll. Es liegt auf der Hand, dass sich die zweite Gruppe im Leben häufig leichter tut. Ziel des Umdenkens ist, das nächtliche Wachsein richtig zu bewerten: als erstmal harmlos. Auch wenn das spontane Gefühl sagt: „Wie schrecklich ist es doch“, kann man langfristig üben, ihm gezielt ein angenehmes hinterher zu schicken: „Gut, dass ich noch nicht aufstehen muss, egal, ob ich schlafe oder nicht.“ Was übrigens nicht zu verwechseln ist mit dem berühmt-berüchtigten „positiven Denken“.

Beim Umdenken übt man gleichzeitig, unter Kontrolle zu bekommen, was der eigene Kopf nachts so hervorbringt. Eine Methode ist, die nächtlichen Gedanken aufzuschreiben. Die erscheinen am nächsten Tag fast immer in anderem Licht als nachts, und zwar in einem helleren. Wer das mehrmals gemacht hat, erinnert sich irgendwann auch nachts daran. Er oder sie „weiß“ dann, dass das nächtliche Denken nicht viel bringt, und hat sich dieses Wissen nicht theoretisch zusammengereimt, sondern gewissermaßen mit Haut und Haar erfahren. Eine zweite Methode heißt „Gedankenstopp“. Sobald Ihnen auffällt, dass Sie wieder mal denken, sagen Sie sich: „stopp“. Das unterbricht diesen begonnenen Gedankenstrom, verhindert allerdings nicht den nächsten; trotzdem geht bis dahin immerhin etwas denkfreie Zeit ins Land. Bei der dritten Methode, den „Phantasiereisen“, gibt man sich angenehmen Erinnerungen hin, solchen, die nicht zum präzisen Denken verleiten. Deshalb eignen sich dafür alle Arten angenehmer optischer oder akustischer Eindrücke, von Bäumen im Sommerhimmel bis zum Galakonzert. Das entspannt und ersetzt die negativen Gedanken, die bis dahin das Wiedereinschlafen verhindert haben.

Der Morgen – aufwachen und wach sein

Wie wir aufwachen und aufstehen, stellt die Weichen für den Tag. Manche Menschen wachen auf, oft genug ohne Wecker, strahlen dem Tag ins Gesicht und springen quasi aus dem Bett. Sie sind aber die Minderheit. Die meisten von uns brauchen eine gewisse Zeit, bis sie in die Gänge kommen, manche sogar recht lange. Gelegentlich ist das eine Frage der Einstellung, öfter aber eine des Typs: Morgen- oder Abendtyp.

Noch öfter hat es mit dem Wecker zu tun. Erwischt der Sie Tag für Tag auf dem linken Fuß, könnte er einfach zum falschen Zeitpunkt rasseln, piepsen oder musizieren. Schließlich schlafen wir im 90-Minuten-Rhythmus, zu Beginn eines Durchgangs tiefer, am Ende flacher. Reißt uns der Wecker aus tieferem Schlaf, kommen wir verzögert und recht schwer in der bewussten Welt an. Eine halbe Stunde früher oder später in einer 90-Minuten-Sequenz befindet sich das Hirn von selbst näher am Wachsein und nimmt den Wecker nicht weiter übel.

Wie es sich damit bei Ihnen verhält, können Sie ausprobieren: Stellen Sie den Wecker testhalber 15 bis 30 Minuten früher. Einen Fahrplan gibt es auch dafür: Da der erste REM-non-REM-Zyklus ein wenig kürzer ist, schlafen Sie ziemlich sicher nur leicht, wenn Sie 5,5 Stunden, 7 Stunden oder 8,5 Stunden zuvor eingeschlafen sind. Das wären gute Weckzeiten für Kurzschläfer, Normalschläfer und Langschläfer. Sie müssen nur einigermaßen korrekt einschätzen können, wie lange Sie zum Einschlafen benötigen.

Experimentieren Sie mit verschiedenen Einschlaf- und Weckzeitpunkten. Dabei werden Sie wahrscheinlich feststellen, dass Sie besser schlafen und morgens wacher sind, wenn Sie die Schlafzeit ein wenig knapp halten. Man schläft vielleicht minimal länger, wenn man länger im Bett liegt, aber ganz sicher nicht besser. Im Gegenteil.

Gerade Schlafgestörte sitzen hier oft einem – zugegeben naheliegenden – Fehler auf. Sie schlafen ohnehin wenig und befürchten, das ruiniere ihre Gesundheit. Was ja prinzipiell nicht falsch ist. Deshalb gehen sie früh schlafen und dehnen morgens die Zeit im Bett lange aus. Das ist sehr wohl falsch. Einen erheblichen Teil dieser Zeit nämlich liegen sie wach. Das setzt den Schlafstörungs-Teufelskreis in Gang: Ihr Gehirn verbindet Im-Bett-Liegen nicht (mehr) mit Schlafen, sondern mit Wachsein und Nachgrübeln darüber; das verschlechtert den Schlaf weiter. Ein Schritt aus dem Teufelskreis heraus ist, die Zeit im Bett gezielt zu beschränken, später schlafen zu gehen und den Wecker früh zu stellen. Schlafen Sie nur vier Ihrer acht Stunden im Bett? Dann stehen Sie ein, zwei Wochen lang nach fünf Stunden wieder auf. Das erhöht den Schlafdruck und war schon für viele Schlafgestörte der Punkt, an dem sich ihr Leiden wendete.

Nutzen Sie helles Licht als biologischen Wecker. Im Winter unterstützt Sie ein „Lichtwecker" beim Aufwachen, im Sommer das Außenlicht, das durch die Vorhänge lugt. Ist es im Schlafzimmer angenehm und hell, wachen Sie leichter auf. Es ist auch kein Fehler, sich fünf oder zehn Minuten zwischen Aufwachen und Aufstehen zu gönnen; wir kommen auch im Wachsein nicht holterdipolter an, genauso wenig wie im Schlaf. Wie Sie die Minuten vor dem Aufstehen füllen, ist Geschmackssache.

Nur scheinbar paradox – zu viel schlafen kann man auch

Immer wieder hören wir den Satz: „Ich muss mich einmal richtig ausschlafen", oft genug versehen mit dem Stoßseufzer, „am liebsten gleich mehrere Tage und Nächte hintereinander". Dann endlich wäre man wirklich fit, wenigstens für kurze Zeit. Leute, die ständig müde sind, finden die Idee sicherlich bestechend; doch sie greift zu kurz. Zum einen erholen Sie sich dann besonders gut, wenn Sie regelmäßig schlafen, am besten jeden Tag zur gleichen Zeit und genau so lange, wie es Ihrer eigenen Inneren Uhr entspricht. Zum anderen sind die wichtigsten Erholungszeiten die ersten fünf Stunden der Nacht, in denen der Tiefschlaf stattfindet und das Immunsystem intensiv arbeitet. Wieviel Schlaf Sie über diese fünf Stunden hinaus brauchen, ist individuell. Manche kommen damit schon aus, die meisten benötigen gut zwei Stunden mehr, manche doppelt so viel.

Dass Menschen länger als ihre individuell „richtige" Zeit schlafen, sieht die Natur zunächst nicht vor, schließlich wachen wir normalerweise erst auf, wenn wir ausgeschlafen haben. Bleiben wir dann allerdings liegen und befinden uns dabei in einer monotonen Umgebung, dann schlafen wir trotzdem häufig wieder ein. Das gilt vor allem zu den „Tiefpunkten" des Tagesablaufs, wenn die „Schlaffenster" geöffnet sind. In diesem Fall geht der Kreislauf morgens erneut auf Sparflamme, der Blutdruck fällt, und womöglich rutschen wir sogar in den Tiefschlaf. Aus dem Tiefschlaf erwachen ist besonders unangenehm, und mit einem zu tiefen Blutdruck werden wir auch nicht hellwach. Deshalb können wir nach einem morgendlichen Zusatzschlaf ganz und gar keine Bäume ausreißen. Dann ist nichts mit „endlich mal völlig ausgeschlafen", sondern nur „abgeschlagen und müde".

Es ist also möglich, „zu" lange zu schlafen, und es bekommt uns nicht. Im vorigen Abschnitt haben wir schon den Schlafgestörten empfohlen, die Zeit im Bett knapp zu halten, weil sie dann abends müder sind und so leichter einschlafen. Doch das Lob der Knappheit gilt für alle. Es wird noch durch etwas ganz anderes gestützt: Wir haben ja schon berichtet, dass Menschen früher sterben, die über längere Zeit weniger schlafen, als der eigene Körper fordert. Doch es gilt auch das Gegenteil: Wer ständig zu viel schläft, stirbt ebenfalls früher. Es geht eben um die richtige Dauer – und um die Qualität.

Schlafen Sie über mehrere Nächte weniger als Sie müssten, werden Sie wahrscheinlich immer müder. Sobald es sich machen lässt, schlafen Sie dann automatisch länger, aber nur etwas. Sie holen den verpassten Tiefschlaf nach, und das ist sinnvoll. Noch sinnvoller wäre es allerdings, mehr Regelmäßigkeit anzustreben.

Darüber hinaus gibt es genau eine Gelegenheit, wo es sinnvoll ist, mehr zu schlafen: wenn wir krank sind. Akute Krankheit macht meistens müde; geben Sie in diesem Fall unbedingt Ihrem Schlafbedürfnis nach und lassen Sie sich nur in Ausnahmefällen darauf ein, mit Medikamenten vollgestopft arbeiten zu gehen. Nur der Schlaf schont den Organismus umfassend; er ermöglicht ihm außerdem, das Immunsystem auf Hochtouren zu fahren. Das ist dann schließlich besonders beansprucht und regeneriert sich im Schlaf.

Der Tag – tätig sein und Pausen machen

Wir Menschen sind Rhythmuswesen. Wenn der Takt stimmt, fühlen wir uns wohler, ruhen mehr in uns und bringen mehr zustande. Und wir schlafen besser und erholsamer. Der Takt „stimmt" besonders dann, wenn wir einen einigermaßen regelmäßigen Tagesablauf einhalten. Das grobe Zeitraster geben die Mahlzeiten; der Organismus – wenn Sie so wollen, Leib und Seele – dankt es, wenn wir täglich zur gleichen Zeit frühstücken, zu Mittag und zu Abend essen. Vorher und nachher sind wir geistig wie körperlich sehr aktiv, legen aber dennoch gelegentlich eine Pause ein. Wenn wir regelmäßig zwischen Aktivität und Ruhe abwechseln, sind wir aktiver, leistungsfähiger und zufriedener.

Ein echtes Problem ist heute die Bewegung: Wie jedes Lebewesen muss auch der Mensch seinen Körper benutzen und fordern, ausreichend und vielseitig. Andernfalls verkümmert er und rächt sich irgendwann mit Schmerzen und Zipperlein aller Art. Die unmittelbarste Folge: Er ist abends nicht müde genug, um gut zu schlafen. Planen Sie also unbedingt Zeiten ein, in denen Sie sich körperlich betätigen. Fast jeder Sport – ob auf eigene Faust, im Verein oder im Fitness-Studio – fördert nicht nur die Gesundheit, sondern auch den Schlaf. Besonders einfach und oft genug ausreichend: Gehen Sie täglich spazieren, flott und mindestens eine halbe Stunde am Stück! Bewegen Sie sich auch im Alltag, wo es geht: Steigen Sie Treppen und lassen Sie den Aufzug alleine fahren, gehen Sie zu Fuß oder nehmen das Fahrrad, und lassen Sie Auto oder Motorrad stehen.

Zwischen den einzelnen Arbeits- oder Aktivitätsblöcken brauchen wir Pausen. Pausen strukturieren den Tag feiner, in Pausen sprechen wir zwanglos mit anderen Menschen, entspannen uns und oder legen uns mal kurz aufs Ohr. Pausen sind Mußezeiten, wo wir frei denken können, und nicht umsonst nennt man sie gerne „kreativ". Sie überbrücken unsere drei Leistungstiefs am Tage und machen uns für die aktiven Stunden dazwischen so fit, wie wir sein können. Sie verhindern, dass unser Motor „überdreht", und nicht zuletzt ihnen verdanken wir es, wenn wir abends innerlich zur Ruhe kommen, bevor wir uns äußerlich zur Ruhe begeben.

Eine besondere Pause ist der Mittagsschlaf. Der ist fast immer gesund und nützlich, wenn Sie eine Obergrenze einhalten: Kurze Schläfchen von zehn bis 30 Minuten machen fit. Längere machen meistens müde; lediglich ältere Menschen sind häufiger wirklich fit, wenn sie mittags eine Stunde und mehr geschlafen haben. Nur eine Gruppe sollte lieber darauf verzichten: Personen mit Einschlafstörungen. Bei ihnen verringert ein Mittagsschlaf den abendlichen Schlafdruck, und sie schlafen dann noch schwerer ein.

Alle anregenden Getränke, Speisen oder Medikamente stören den Schlaf; schließlich schlafen wir nicht gut ein, wenn wir besonders munter sind. Was immer Koffein enthält, regt an, auch Cola-haltige Getränke und „Energydrinks", außerdem einige Medikamente, etwa Appetitzügler. Je näher Sie dem Schlaf sind, wenn Sie etwas davon zu sich nehmen, umso stärker stört es ihn. Falls Sie nicht generell gegen Anregendes immun sind, beherzigen Sie die Faustregel: all das stehen lassen, sobald das Mittagessen vorbei ist.

Gezielt entspannen – Vorteile für Tag und Nacht

Erst wenn unsere körperliche und geistige Erregung deutlich niedriger ist als bei voller Aktivität, stößt der Körper die Vorgänge an, die uns schließlich einschlafen lassen. Normalerweise entspannen wir uns automatisch, doch gelegentlich ist es schwierig; dann tun wir uns schwer mit dem Einschlafen. Sind wir dagegen sehr entspannt, schlafen wir mitunter auch gegen unseren Willen ein.

Sogenannte „körperliche" und „geistige" Entspannung und Verspannung verstärken sich dabei gegenseitig. Bei der körperlichen Verspannung sind zumindest einige Muskelfasern stärker angespannt als normal und stärker, als es gesund ist. Das ist unangenehm und kann auch schmerzhaft werden, was uns dann auch seelisch anspannt. Sind wir umgekehrt geistig-seelisch angespannt, dann reagieren wir sofort körperlich und verspannen einzelne Muskelgruppen. Die meisten beißen als erstes die Zähne zusammen.

Anspannung beeinträchtigt tagsüber Lebensqualität und Leistungsfähigkeit, und nachts stört sie den Schlaf. Das haben Sie sicher schon gemerkt, falls Sie je Schwierigkeiten hatten einzuschlafen. Haben Sie sich dabei kritisch beobachtet? Dann haben Sie sicher festgestellt, dass Sie ein wenig „aufgedreht" waren – geistig angespannt. Viele Schlafgestörte erleben das regelmäßig.

Entspannungstechniken bahnen die Entspannung, die uns in den Schlaf geleitet. Die beiden wichtigsten sind das Autogene Training nach dem Berliner Psychiater Heinrich Schultz und die progressive Muskelentspannung nach dem schwedischen Physiologen Edmund Jacobson. Beide Methoden gehören zum Standardangebot der Volkshochschulen, und es ist sehr sinnvoll, sie bei einer lebendigen Person statt aus Büchern zu lernen.

Das Autogene Training arbeitet mit geistigen Vorstellungen über körperliche Befindlichkeiten, zunächst von Wärme und Schwere. Bis Sie es vollständig beherrschen, müssen Sie lange üben und einige Durststrecken hinter sich bringen. Bei akuten Schlafstörungen eignet es sich daher nicht unbedingt als Methode, die man schnell erlernen sollte. Wer es dagegen bereits beherrscht, verfügt damit über ein gutes Mittel, um auftretende Schlafstörungen bereits in den ersten Ansätzen zu parieren. Es zu lernen beugt deshalb schlechten Zeiten in Sachen Schlaf vor – und irgendwann kommen die bei praktisch jedem.

Die progressive Muskelentspannung nutzt die Tatsache, dass körperliche und geistige Spannung so eng miteinander verquickt sind. Dabei üben Sie unmittelbar, die Willkürmuskulatur zu entspannen. Der Trick dabei ist der „Umweg" über das Gegenteil: der Reihe nach spannen Sie gezielt die gut zugänglichen Muskeln des ganzen Körpers an, nehmen die Spannung wahr und lassen dann los. Nach der Anspannung entspannen Sie sich fast reflexhaft, und nehmen außerdem genauer wahr, was Entspanntsein ist. So lernen Sie schnell, sich gezielt zu entspannen. Übrigens schlafen viele dabei ein, selbst wenn sie es nicht beabsichtigen.

Weitere Techniken sind das heute weniger gebräuchliche, weil techniklastige Bio-Feedback, einzelne Yoga-Übungen und Meditationsmethoden. Sie alle muss man üben, alle entspannen nachweislich und sobald man sie beherrscht, können sie den Schlaf bahnen.

Bewegung – notwendiger Gegenpol zum Schlaf

Leben wir unserer rhythmischen Biologie gemäß, dann gehört die Nacht der Ruhe und der Tag der Aktivität. Doch bei dem biologischen Wesen „Mensch" bedeutet Aktivität etwas anderes als bei einer Maschine oder einem Computer. Beim Menschen ist Aktivsein durchaus körperlich zu verstehen. Nur wer sich auch körperlich bewegt, fordert und auslastet, gibt dem Körper, was er braucht, und ist abends schlafbereit. Schon der Volksmund hält es für selbstverständlich, dass man nur müde wird, wenn man sich zuvor körperlich betätigt: er unterscheidet „müde" von „rechtschaffen müde".

Das bestätigt auch die Schlafforschung. Wer sich tagsüber bewegt, schläft nachts besser als Personen, die das nicht tun. Sind Sie nur geistig-seelisch müde, „straft" Sie Ihr Hirn zwar nicht automatisch mit Wachliegen – schließlich trägt auch die Tageszeit ihr Teil dazu bei, dass wir schlafen. Aber Sie schlafen weniger tief und möglicherweise auch schwerer ein.

Wirklich erholsamer Schlaf setzt voraus, dass wir während des Tages körperlich vielseitig aktiv sind. Doch das verhindern die meisten heutigen Berufe. Dort sitzen die einen acht oder zehn (oder noch mehr) Stunden ununterbrochen still, die anderen bewegen sich stereotyp, also einseitig; von Wegen im Auto ganz zu schweigen. Im beruflichen Alltag können nur wenige dem Bewegungsbedürfnis ihres Körpers entsprechen. Bleiben Mittagspause, Feierabend und Abend – und alle übrige freie Zeit. Sie erholen sich an freien Tagen und im Urlaub besonders gut, wenn Sie sich bewegen statt in die Hängematte legen, nicht zuletzt deshalb, weil Sie dann nachts besser schlafen.

Unabhängig davon bekommt Ihnen die Bewegung in der Freizeit rundum gut, weil sie den Kreislauf anregt und den Stoffwechsel aktiviert, das Herz stärkt und der Verfettung Paroli bietet. Wie alle anderen, die sich mit Gesundheit befassen, empfehlen auch Schlafexperten deshalb, sich tagsüber systematisch auf Trab zu halten: Treppen steigen, Fahrrad fahren, zu Fuß gehen, wo immer es möglich ist. Das mag auf den ersten Blick mühsam erscheinen, doch es tut objektiv gut. Nach relativ kurzer Zeit spüren Sie das (wieder). Sie nehmen unmittelbarer wahr, was Ihr Körper braucht, und Sie fühlen sich wohler. Dann macht es geradezu Vergnügen, ihm zu entsprechen.

Und Sport am Abend? Noch bis vor kurzem gingen die Schlafexperten davon aus, Sport am Abend heize den Körper auf und erschwere deshalb das Einschlafen. Der Hintergrund waren vor allem Studien mit Leistungssportlern, und für Hochleistungssport einschließlich Marathonlauf gilt diese Warnung immer noch. Neuere Untersuchungen jedoch überprüften eher den Feld-Wald-Wiesen-Sport; den erlebt der Körper schließlich als Freude, nicht als Hochleistung. Jogging, Schwimmen und Fitness-Studio gehören dazu, aber auch der schlichte Spaziergang im Dunkeln. Diese Art von Bewegung oder Sport in den beiden letzten Stunden des Tages fördert die Gesundheit allgemein und gleichzeitig den tiefen, erholsamen Schlaf. Man muss sich nur die Zeit nehmen. Aber von den mehr als drei Stunden, die die Deutschen täglich vor dem Fernseher verbringen, lässt sich ja ohne Schaden etwas abzweigen.

Helles Licht – den stärksten Zeitgeber intelligent nutzen

An einem Sommertag wissen es alle: Helles Licht weckt die Lebensgeister, hebt die Laune und treibt uns an. Ist das Licht etwa 2.500 Lux hell, weckt es uns morgens richtig auf. Die Augen leiten die Lichtinformation weiter zu einem Neuronenbündel hinter der Nasenwurzel, dem wichtigsten Schrittmacher unserer Inneren Uhr. Der meldet es der Zirbeldrüse, die daraufhin kein Melatonin mehr ausschüttet.

Wird es am Abend dunkel, produziert die Zirbeldrüse das Hormon Melatonin. Spüren können wir das daran, dass wir müde werden, matt und ein wenig lustlos. So bahnt Melatonin den Schlaf und damit die nächtliche Erholung. Doch morgens und tagsüber können wir all das nicht brauchen. Sobald das Tageslicht aufs Auge fällt, schickt deshalb die Zirbeldrüse kein Melatonin mehr los. Das Licht wirkt gewissermaßen als biologischer Wecker. Den können Sie direkt nutzen, um leichter aufzustehen. Ist es morgens richtig hell, erwachen wir leichter und vollständiger, am leichtesten, wenn uns die Sonne direkt ins Gesicht scheint. Doch in unseren Breiten schwanken die Tageslängen stark, und deshalb können wir uns der Sonne nicht immer bedienen: im Hochsommer geht sie für viele zu früh auf und im Winter für alle zu spät.

Für den Winter bietet die Industrie spezielle Lichtwecker an. Zur eingestellten Uhrzeit läuten die nicht, sondern erhellen den Raum; in der halben Stunde davor leuchten sie schwächer und simulieren so eine Art Dämmerung. In Frühjahr und Herbst geht die echte Sonne relativ „passend" auf: Schaut Ihnen keine Straßenlaterne ins Zimmer, können Sie die Vorhänge offen und sich von der Helligkeit wecken lassen; falls Sie Richtung Osten schlafen, sogar von der Sonne. Müssen Sie für die Nacht verdunkeln, dann öffnen Sie die Vorhänge morgens so schnell wie möglich. Das gilt auch für den Sommer, wenn die Sonne oft zu früh aufgeht, um sie geöffnet zu lassen. Etwas früher aufzustehen ist im Sommer allerdings ganz sinnvoll; schließlich benötigen wir dann weniger Schlaf.

Den ganzen Tag geht uns alles besser von der Hand, wenn es bei hellem Licht geschieht. Unmittelbar sieht man das an unserer Verfassung im Winter: mäßig gestimmt, ein wenig zurückgezogen und ohne Unternehmungslust. Der Lichtmangel der kurzen Tage bewirkt, dass wir müder sind als im Sommer. Vollständig wachküssen kann uns nur helles Licht von mindestens 2.500 Lux. Ein Sommertag kommt auf 100.000 Lux und mehr, doch das lockt uns keineswegs immer aus unseren wohltemperierten Höhlen heraus. Gewöhnliche Büros jedenfalls sind in der Regel weit entfernt von 2.500 Lux, sie dämmern mit maximal 500 Lux so vor sich hin. Und wir mit ihnen.

Doch es gibt künstliches Licht, das wirklich hell ist, vor allem die Lichttherapiegeräte von 2.500 Lux aufwärts. Von diesen Geräten profitieren vor allem Personen, deren Schlaf-Wach-Rhythmus in Richtung Morgen verschoben ist; sie kommen damit morgens besser in die Gänge. Falls Sie es in der Hand haben: Gestalten Sie Ihren Arbeitsplatz so hell wie möglich. Sie werden aktiver sein, wacher und besser gelaunt. Doch das Wichtigste: Gehen Sie oft wie möglich nach draußen, vor allem in der Frühe.

Wachwerden und Wachbleiben – Alertness Management

Schlafen und Wachen gehören untrennbar zusammen. Ist der Schlaf gestört, dürfen wir deswegen nicht nur darüber nachdenken, wie die Nacht besser wird, sondern auch, wie wir den Tag „wacher" verbringen und erleben können.

„Alertness Management" heißt das Stichwort, zu Deutsch etwa: wie man die eigene Wachheit, Aufgewecktheit und Agilität so handhabt, dass etwas Gescheites dabei herauskommt. Das ist leider nicht wirklich übersetzbar. Doch auch Management muss man für gewöhnlich lernen, und das Erlernen des Alertness Managements können wir sehr wohl übersetzen: die Wachschule. Das ist ein spezieller Teilbereich der Schlafschule, über die wir im allerletzten Kapitel berichten. Die Wachschule vermittelt Wissen; wenn wir es anwenden, sind wir tagsüber wacher und fitter.

Was bedeutet es genau, tags müde zu sein? Sind wir wirklich dann müde, wenn wir schnell einschlafen? Sind wir nicht; dann sind wir nämlich schläfrig. Oder sind wir dann müde, wenn wir matt oder erschöpft sind? Das schon eher. Wir können also müde sein, aber nicht schläfrig, und umgekehrt. Haben Sie schon einmal versucht, direkt nach einer langen Autofahrt einzuschlafen? Dann verstehen Sie sicher sofort: Sie waren müde und erschöpft, aber gleichzeitig innerlich aufgedreht, und deshalb unfähig zu schlafen. Umgekehrt haben schon einige Leute im Regensburger Schlaflabor gezeigt, dass man hellwach sein und Topleistung bringen kann – und wenige Minuten später einschlafen.

Wie und wann werden wir müde, wie und wann werden wir schläfrig? Viele Faktoren beeinflussen unsere Wachheit: die Tageszeit selbst; wie lange wir bereits wach sind; wie lange wir in der vorangegangenen Nacht geschlafen haben; und wie anregend oder monoton die äußere Situation ist. Das Alertness Management filtert die Faktoren heraus und setzt sie gezielt ein. Es beginnt mit dem Aufwachen, ordnet den Arbeitsalltag und plant die Freizeit. Wann mache ich was? Tätigkeiten, die Konzentration verlangen und den Geist fordern, legt man auf den späten Vormittag, eventuell auf den späteren Nachmittag. Wann plane ich Pausen? Dazwischen. Wie gestalte ich sie? Dafür analysiert man die individuellen Anforderungen; eventuell mit Bewegung. Wie steht es mit Essen und Trinken? Die allgemeinen Empfehlungen passt man den eigenen Bedürfnissen an.

Wie erkenne ich, wann ich müde oder schläfrig werde? Auch das will gelernt sein, schließlich überspielen wir das ganz gern, auch vor uns selbst. Gerade Autofahrern kann es das Leben retten, der Wahrheit ins Auge zu blicken und nichts zu überspielen. Sie werden nämlich nicht erst dann schläfrig, wenn Sie damit kämpfen, dass Ihnen die Augen zufallen. Es beginnt, wenn Sie gereizt werden oder die Lust verlieren, sich zu unterhalten.

Und schließlich: Was können Sie tun, wenn Sie müde werden, wo Sie es nicht brauchen können? Kurzfristig: Abwechslung, Licht, Pausen machen und sich bewegen usw. Langfristig: richtiger schlafen, individuell angepasst. Die Wachschule ist ein spezieller Teil der Schlafschule. Es gibt Wachschul-Seminare für allgemeine Arbeitssituationen, aber auch für spezielle Berufe, etwa für Kraftfahrer, Piloten oder Kontrollpersonal. In unserem Buch „Wach und fit" haben wir die wichtigsten allgemeinen Regeln zusammengestellt, die man beim Alertness Management beachten sollte (Literaturliste).

Schlaftagebuch – die grundlegende Technik der Selbsthilfe

Viele Menschen fühlen sich heute unter höherem Druck als frühere Generationen, ständig das Beste aus sich herauszuholen. Das setzt guten Schlaf voraus, und genau das ist ihnen bewusst. Doch oft genug ist man tagsüber müde und abgespannt und nur eingeschränkt leistungsfähig; dann denkt man leicht, man schlafe schlicht zu wenig.

Nun fühlen wir uns nicht ausschließlich dann abgeschlagen, wenn wir zu wenig geschlafen haben. Es kann an der Tageszeit liegen, es kann das Gläschen Alkohol zum Mittagessen dahinterstecken oder ein aktueller Versuch, sich von allzu viel Koffein zu verabschieden; man kann sogar zu viel geschlafen haben. Auf der anderen Seite unterschätzen wir oft, wie lange wir tatsächlich schlafen.

In diesen Fällen hilft ein Schlaftagebuch. Ein Beispiel (zum Vergrößern) finden Sie auf der gegenüberliegenden Seite. Notieren Sie eine Zeitlang alles, was Sie rund um den Schlaf an sich beobachten können: wann Sie ins Bett gehen, wie lange Sie schätzungsweise zum Einschlafen gebraucht und eventuell nachts wach gelegen haben. So können Sie Ihre Schlafdauer genauer verfolgen. Meist ist das etwas mehr, als man zunächst denkt. Das beruhigt. Notieren Sie darüber hinaus auch noch täglich alle Gifte, die Sie zu sich genommen haben – machen Sie etwa einen Strich für eine Zigarette, ein Kreuz für ein bestimmtes Quantum Alkohol, einen Kreis für jede Tasse Kaffee, Tee oder Cola. Vergleichen Sie das damit, wie lange und wie gut Sie in der folgenden Nacht geschlafen haben. Auf diese Weise finden Sie allmählich genauer heraus, was Ihren Schlaf fördert oder behindert.

im Bett
Beispiel

Schlaf — Dösen o. Halbschlaf — wach

Datum:		0:00	6:00	12:00	18:00	24:00	Bemerk.
....	Mo						....
....	Di						....
....	Mi						....
....	Do						....
....	Fr						....
....	Sa						....
....	So						....
....	Mo						....
....	Di						....
....	Mi						....
....	Do						....
....	Fr						....
....	Sa						....
....	So						....
....	Mo						....
....	Di						....
....	Mi						....
....	Do						....
....	Fr						....
....	Sa						....
....	So						....

Schlaf und Wachheit
sind als Krankheit
zu betrachten, wenn sie
im Übermaß auftreten.

Hippokrates

Spezielle Schlafprobleme

Einige spezielle Bedingungen – äußere oder körperliche – können schlechten Schlaf nach sich ziehen. Anders als die Umstände, die wir in den ersten Kapiteln dieses Buches beschrieben haben, betreffen die Bedingungen dieses Kapitels nur wenige Menschen. Diese sind aber dadurch besonders beeintächtigt. Die wichtigsten dieser speziellen Bedingungen stellen wir in diesem Kapitel vor. Das reicht von Rhythmusstörungen durch äußere Einflüsse bis zu Phasenverschiebungen durch Reifung und Alterungsprozesse, streift Phänomene wie unerklärliche Müdigkeit und erklärt verschiedene besondere Ereignisse, die nur im Schlaf auftreten, ihn aber genau dadurch stören: vom Schnarchen bis zum Zähneknirschen, vom Schlafwandeln bis zu Nachtängsten. Solche Begleiterscheinungen des Schlafs heißen „Parasomnien". Jeder Abschnitt enthält zusätzlich die wichtigsten Informationen, was beim jeweiligen Problem als erstes zu tun ist. Doch oft genug reicht das nicht aus: gerade einige dieser Probleme gehören absolut in ärztliche Hand.

Schlafwandeln – nichts von romantisch

Vollmond. Eine Gestalt balanciert auf dem Dachfirst, die Arme weit von sich gestreckt. Als Filmszene beliebt. Dahinterstecken kann viel, nur eines nicht: Schlafwandeln. Ein echter Schlafwandler braucht (leider) keinen Vollmond, und längst bevor er den First erreicht hätte, wäre er vom Dach gefallen.

Schlafwandeln ereignet sich mitten im Schlaf, es dauert nur wenige Minuten, und der Schlafwandler registriert es nicht bewusst. Die meisten Schlafwandler setzen sich nur kurz im Bett hin, führen Bewegungen aus oder sprechen etwas. Wenige stehen auf und bewegen sich automatenhaft durch den dunklen Raum. Ihre Augen sind geöffnet, aber sie nehmen nichts wahr, selbst wenn ihnen jemand Licht macht. Solange sie die Umgebung „im Schlaf" kennen, geht das gut. Sobald sie neuen Hindernissen ausweichen oder auf sonstige Änderungen reagieren müssten, nicht mehr: sie stoßen an oder verletzen sich, fallen Treppen herunter und stürzen aus dem Fenster. Deshalb gibt es nur eins: Fenster und Zimmertür verriegeln, damit sie in ihrer geschützten Umgebung verbleiben. Normalerweise kehren Schlafwandler automatisch ins Bett zurück, doch schon manche haben sich morgens auf dem Boden wiedergefunden.

Schlafwandeln entsteht immer aus dem Tiefschlaf der ersten Nachthälfte; man nimmt an, dass es im Zuge einer unvollständigen Weckreaktion erfolgt. Es gibt verschiedene Auslöser: Fieber, Medikamente, Stress, Geräusche, aber auch Alkohol.

Die meisten Schlafwandler sind Kinder und Jugendliche, etwa jedes siebte fünf- bis zwölfjährige Kind ist mindestens ein Mal schlafgewandelt. Und es ist eine vorwiegend männliche Erscheinung: unter den Jungen betrifft es fast jeden vierten. Als Hintergrund vermutet man eine Unreife des Gehirns. Schlafwandelnde Kinder muss man unbedingt vor Stürzen und Verletzungen bewahren, und in den meisten Fällen genügt das auch.

Erwachsene wandeln nur sehr selten im Schlaf. Geschieht es doch, steckt oftmals eine andere Erkrankung dahinter; diese Menschen sollten sich unbedingt in ärztliche Behandlung begeben.

Gelegentlich wird das „Schenck-Syndrom" mit Schlafwandeln verwechselt. Auch Schenck-Patienten vollführen aus dem Schlaf heraus automatische Bewegungen, allerdings nicht aus dem Tiefschlaf der ersten Nachthälfte, sondern aus dem Traumschlaf der zweiten. Die Erkrankung ist selten und betrifft in der Regel Männer über 50. Schenck-Patienten sind aggressiv, sie springen aus dem Bett, schlagen um sich und verkennen völlig die Situation. Viele schädigen sich selbst, doch besonders gefährdet ist die Partnerin – es heißt, in den USA habe es schon Tote gegeben. Bei Schenck-Patienten ist die Muskulatur im REM-Schlaf nicht gelähmt, wie es normal wäre, vermutlich aus neurologischen Gründen. Weckt man sie während ihrer Aktionen, dann berichten sie über Träume, zu denen die Bewegungen passen. Tatsächlich gefährlich dürften deshalb auch nur diejenigen werden, die aggressiv träumen (oder sind). Unabhängig von den Trauminhalten sollten sie sich in ärztliche Behandlung begeben; dort bekommen sie meist Medikamente, die den REM-Schlaf unterdrücken. Verarbeiten sie ganz speziellen Stress in aggressiven Träumen, dann kann auch eine Psychotherapie helfen.

Nächtliche Angst und Angstträume – keine Panik!

Abend, alles ruhig. Das Kind schläft. Plötzlich schreit es laut und angsterfüllt. Es ist wach, schwitzt, zittert, das Herz rast, und es weiß nicht, wo es ist. Einige Eltern kennen das, und einen medizinischen Namen hat es auch: Pavor nocturnus, nächtliche Angst. Doch Kinder mit Pavor nocturnus kann man trösten und ansonsten davon ausgehen, dass sich das Symptom „auswächst"; zum Arzt braucht man nur in Ausnahmefällen.

Mit Nachtängsten erwachen Kinder direkt aus dem Tiefschlaf zu Beginn der Nacht. Wie alle Menschen, die aus dem Tiefschlaf erwachen, sind diese Kinder verwirrt und wissen nicht, wo sie sind. Die genannten Zeichen findet man immer: Schreien und die üblichen körperlichen Begleiterscheinungen der Angst wie Zittern, Herzrasen und Unruhe. Die verstärken das Gefühl der Angst. Wenn sich nach einigen Minuten die Erregung legt, legt sich auch die große Angst. Was zunächst weiter besteht, sind allgemein negative Gefühle, unklare Ängste, Hilflosigkeit und das Gefühl, nicht Herr über den eigenen Körper zu sein.

Der Pavor nocturnus trifft vor allem Kinder und Jugendliche. Als Hintergrund vermutet man, dass nicht alle Gehirnareale mit der gleichen Geschwindigkeit reifen. Mit allgemeinem Stress hat er offenbar eher wenig zu tun. Bei Erwachsenen steht Pavor nocturnus selten so allein. Bei ihnen ist es meist eine andere Krankheit, die die nächtliche Angst nach sich zieht; sie sollten deshalb ärztliche Hilfe in Anspruch nehmen.

Leicht zu verwechseln mit Nachtängsten sind Angstträume oder Alpträume. Sie treten eher gegen Morgen auf, wenn die REM-Phasen sehr lang werden. Die Betroffenen träumen angsterregende Szenen, oft solche, in denen sie verfolgt werden; aus dieser Angst heraus wachen sie auf. Sie schreien nicht und können sich gut an den Traum erinnern.

In Alpträume bauen die Betroffenen grundsätzlich belastende Lebenssituationen und Konflikte ein. Bei Kindern gehören dazu alle schwierigen Gegebenheiten, die sie noch nicht aktiv bearbeiten können, oft auch Situationen aus Filmen, die sie zuvor gesehen haben. Insofern kann es unmittelbar Angstträume auslösen, wenn Kinder abends fernsehen. – Erwachsene haben häufig dann Alpträume, wenn sie unter einer „posttraumatischen Belastungsstörung" leiden; das ist eine psychische Reaktion auf extrem belastende Situationen, vor allem Vergewaltigungen, öffentliche Morde und andere organisierte Gewalttaten, teilweise auch Naturkatastrophen.

Alpträume können auch als Entzugserscheinung auftreten, wenn jemand längere Zeit zu viel Alkohol oder Medikamente zu sich genommen hat. Sie können zudem einfach die körperliche Tatsache widerspiegeln, dass wir im REM-Schlaf gelähmt sind. Es ist selten, aber möglich, dass jemand diese Lähmung wahrnimmt, und das ist fraglos äußerst unangenehm. Es kann Fallträume nach sich ziehen oder das Gefühl, nicht weglaufen zu können.

Sind Angstträume selten, dann ist das nicht behandlungsbedürftig; sind sie häufig, dann schon. Mehr dazu finden Sie in dem Buch von Michael Schredl. Menschen mit einer Angststörung, die sich tagsüber zeigt, sollten sich unbedingt in Behandlung begeben; ist die erfolgreich, mildert das auch die Angstträume.

Zähneknirschen und Sprechen im Schlaf – klassische Parasomnien

Die Aufforderung kennen wir alle: „Beiß die Zähne zusammen!" Sie soll Mut machen und uns helfen, Stress gut zu meistern. Und wir brauchen sie kaum: Unter extremer Anspannung beißen wir praktisch alle die Zähne fest aufeinander. Beim Zähneknirschen mahlt man dann noch rhythmisch damit herum, ohne etwas dazwischen zu haben. Das kann sehr laut werden und sich nach außen ziemlich bedrohlich anhören.

Fast alle Menschen knirschen nachts irgendwann mit den Zähnen, der Stress muss nur groß genug sein. Regelmäßig knirscht mehr als jeder sechste Erwachsene, Frauen häufiger als Männer, und zwar vor allem in den leichten Schlafphasen. Die Knirscher selbst hören es nicht und schlafen seelenruhig weiter, solange sie alleine schlafen. Nur manche bekommen anderntags einen Hinweis aus ihren eigenen Kiefergelenken, die auf das Knirschen mit Schmerzen reagieren. Die meisten erfahren aber davon, wenn sich der (oder ein neuer) Gefährte über die schrecklichen Töne beklagt oder sie gleich nachts verzweifelt weckt. Einige werden vom Zahnarzt darauf angesprochen, der abgeschabte Backenzähne sieht und als Ursache Knirschen vermutet. Den Schlaf selbst beeinträchtigt das Knirschen nicht direkt.

Häufig allerdings knirschen Menschen mit den Zähnen, die akut psychisch belastet sind oder sich in einer angespannten Lebenssituation befinden. Dann führt Zähneknirschen körperliche Spannung ab; das entspricht dem, wenn wir tagsüber unter Stress automatisch die Kinnmuskulatur anspannen und die Zähne aufeinanderpressen. Diese Situation stört den Schlaf durchaus. Doch Zähneknirschen muss nicht unbedingt etwas mit aktuellem Stress zu tun haben; es kommt auch vor, dass das Knirschen zwar in einer solchen Lebenslage anfing, sich aber inzwischen verselbständigt hat. Wenn es zu Beginn den Schlaf nicht störte und sich daraus keine Schlafstörung entwickelt hat, behindert solch „gelerntes" Knirschen den Schlaf auch nicht.

Abhilfe schafft am ehesten die Zahnmedizin: Eine „Knirscherschiene" aus Plastik wird der Zahnreihe des Ober- oder Unterkiefers individuell angepasst; sie verhindert wenigstens, dass sich die Zähne allzu sehr abschleifen. Sind Sie aktuell sehr verspannt oder fühlen Sie sich sehr gestresst, dann gehen Sie das allerdings unbedingt auch direkt an. Dafür gibt es Entspannungsverfahren oder gezielte Techniken zur Stressreduktion; nebenbei bekommt das den eigenen Zähnen gut, und das ist sicherlich genauso willkommen.

Sprechen im Schlaf ist relativ häufig und betrifft oft mehrere Mitglieder einer Familie. Es heißt „Somniloquie". Die meisten Betroffenen äußern allerdings keine verständlichen Wörter. Normalerweise nuscheln sie eher oder beschränken sich gleich auf Seufzen oder Stöhnen. Sprechen im Schlaf kann sich in jedem Schlafstadium und zu jeder Uhrzeit ereignen; wer spricht, hört sich nicht und erinnert sich auch nicht daran.

Vor allem Stress und Fieber können das Sprechen im Schlaf auslösen. Behandelt werden muss die Störung nicht unbedingt. Begleitet es jedoch andere Schlafstörungen, etwa Schlafwandeln, das Schenck-Syndrom und Angstträume, sollte man ärztliche Hilfe in Anspruch nehmen.

Wenn nachts die Beine zappeln – schwerwiegende Störungen

Die Betroffenen bevölkern die Wartezimmer der Allgemeinärzte und klagen über Schmerzen in den Beinen. Schmerzmittel nützen nichts. Oft genug wird übersehen, woran sie leiden, und doch wäre ihnen zu helfen, würde man ihre Krankheit erkennen. Sie zeigt sich vor allem im Schlaf, oft aber auch schon, wenn man nur tagsüber entspannt ist. Sie heißt „Syndrom der unruhigen Beine". Der internationale Name ist englisch, nicht lateinisch, und das zeigt, wie kurz man sie erst kennt: Restless-Legs-Syndrom (RLS).

Mindestens jeder zwanzigste erwachsene Bundesbürger leidet unter RLS, fast die Hälfte davon seit dem 20. Lebensjahr. Bekommen Kinder RLS – was es gibt –, dann erhalten sie besonders häufig eine falsche Diagnose. RLS-Beine mögen keine Ruhe, nachts überhaupt nicht, aber oft auch tags. Stellt man sie ruhig, machen sie sich sofort bemerkbar, entweder einfach durch unangenehme Empfindungen oder gleich durch Schmerzen; außerdem bewegen sie sich wie von selbst. Das ist kaum auszuhalten und nur durch eins zu beheben: durch aktive Bewegung, notfalls eine nächtliche Wandertour durchs Schlafzimmer. Wen die Schmerzen bei Tag ereilen, der stellt sich oft zunächst ins kalte Wasser und läuft dann auch herum. Das wirkt, aber nicht bis in den nächsten Ruheversuch hinein; der nämlich bringt den Schmerz unweigerlich zurück.

Ähnlich ist es bei der zweiten Bewegungsstörung, die speziell in Ruhe auftritt: Bei den „periodischen Beinbewegungen im Schlaf" (periodic leg movements; PLM) bewegen sich Zehen, Füße oder Beine im Schlaf von selbst, stereotyp, rhythmisch und fast immer auf beiden Seiten.

In beiden Fällen stören Schmerzen wie Bewegungen den Schlaf. Manche PLM-Betroffenen sind überzeugt, gut zu schlafen, und wundern sich nur, dass sie tagsüber müde sind. Die meisten allerdings schlafen schwer ein wegen der Bewegungen; sie wachen nachts häufig auf und liegen dann wie beim Einschlafen länger wach.

Der Schlaf der RLS-Betroffenen ist dagegen regelmäßig gestört. Sie schlafen schon schwer ein, weil die Beine schmerzen; schaffen sie es, beginnen die Beine ihren Tanz und wecken sie wieder auf – eine zermürbende Prozedur.

Es scheint so, dass wir es hier mit neurologischen Krankheiten zu tun haben, die das Gehirn daran hindern, alle Informationen richtig zu verarbeiten. Zur Therapie benutzt man deshalb in beiden Fällen die gleichen Medikamente, die man bei der Parkinsonschen Erkrankung einsetzt. Dabei haben beide Krankheiten nicht wirklich etwas mit Parkinson zu tun. Die Parkinson-Mittel helfen nicht immer, doch Schmerzmittel nützen nie. Und obwohl weder PLM noch RLS direkt von Stress oder anderen psychischen Mechanismen zeugen, ist eine der wichtigsten Hilfen für Betroffene die Selbsthilfegruppe; Internet-Adresse: www.restless-legs.org.

Narkolepsie – die „Schlafsucht" ist keine Sucht

Manche Menschen schlafen tagsüber plötzlich gegen ihren Willen ein, im Gehen oder Stehen, beim Autofahren oder Essen, wenn sie sich sehr freuen oder unglücklich sind oder – wenn sie besonderes Pech haben – während eines angeregten Gesprächs. Manchmal erschlafft auch „nur" urplötzlich ihre Muskulatur, entweder ausschließlich im Gesicht oder am ganzen Körper. Selbst wenn sie nicht direkt einschlafen, sacken sie dann in sich zusammen oder lassen Gegenstände fallen. Solche Attacken heißen „Narkolepsie", In-den-Schlaf-Fallen.

Direkt vor dem Anfall erleben Narkoleptiker visuelle Sinnestäuschungen, wie sie viele Menschen vom „normalen" Einschlafen her kennen. Ob man „nur" zusammensackt oder richtig einschläft: die Attacke dauert immer kurz und hinterlässt keine Spuren. Spricht man die Betroffenen an oder rüttelt sie wach, ist sofort wieder alles normal.

Eine narkoleptische Attacke kann jeder sehen, und häufig genug wirkt sie recht dramatisch. Für die Betroffenen ist besonders unangenehm, dass sie all das wahrnehmen; sie schlafen nicht, sind aber kurzfristig völlig gelähmt und können deshalb nicht reagieren. Ereignet sich die Attacke zum falschen Zeitpunkt – etwa am Steuer –, ist es allerdings noch schlimmer; dann kann sie Unfälle nach sich ziehen, unter Umständen tödliche. Der Anfall kündigt sich an; das wichtigste Zeichen dafür sind Sinnestäuschungen. Wer sich trainiert, diese wahrzunehmen statt zu ignorieren, kann vorsorgen: sich rechtzeitig hinlegen und gefährliche Situationen meiden.

Nachts schlafen viele Narkoleptiker sehr schlecht; tagsüber sind sie durchgehend müde und selten voll leistungsfähig. Bereits für sich genommen ist das sehr unangenehm. Doch dabei bleibt es nicht: Jede narkoleptische Attacke durchbricht den ganzen Tagesablauf, kein Tag verläuft „normal". Zusätzlich ist die Attacke vor der Umgebung nicht zu verbergen, und das empfinden einige durchaus als peinlich.

Was die Narkolepsie auslöst, ist bisher nicht wirklich geklärt. Die Genetik ist jedenfalls beteiligt, erklärt aber nicht alles; das schließt man aus zwei Befunden. Einerseits hat man Familien narkoleptischer Hunde gezüchtet. Andererseits leiden Menschen des HLA-Typs DR 2 häufiger unter Narkolepsie als andere (HLA heißt „human leucocyte antigen"), und der HLA-Typ ist genetisch. Doch nicht alle Menschen vom Typ HLA-DR 2 haben Narkolepsie.

Den meisten Narkoleptikern hilft es, wenn sie eine spezielle Schlafhygiene streng einhalten: Wenn sie tagsüber mehrmals kurz, aber gezielt schlafen, kann das ihre Tagesmüdigkeit verringern und damit vor allem überraschende Attacken einschränken. Zusätzlich sollten Kollegen und Bekannte über die Erkrankung Bescheid wissen, damit sie die Patienten nicht als faul abtun.

Medikamentös beeinflusst man heute die Tagesmüdigkeit der Narkoleptiker bevorzugt mit der neuen Substanz Modafinil. Diese Therapie ist wegen der Nebenwirkungen der Substanz sehr genau ärztlich zu begleiten.

Schnarchen – nicht immer harmlos

Schnarchen ist häufig. Die meisten Schnarcher sind ältere Männer, die zu viel wiegen; oft genug haben sie erst in reiferen Jahren zu schnarchen begonnen. Dennoch haben sie kein Monopol aufs Schnarchen; es gibt auch jüngere Männer und sogar einige Frauen. Die Folgen sind ohne Ansehen der Person – Schnarcher sind laut und stören so mindestens den Schlaf ihrer Partner, gelegentlich erzürnen sie auch die Nachbarn. Tagsüber ernten sie Heiterkeit.

Schnarchen entsteht an den Muskeln der Luftwege, wenn sie im Schlaf zu entspannt sind. Wird die Luft eingeatmet und bewegt sich Richtung Lunge, dann streift sie diese extrem entspannte Muskulatur und bringt so die weichen Teile des Rachens zum Schwingen. Das verursacht die typischen Schnarchlaute.

Alles, was die Atmung behindert, kann Schnarchen nach sich ziehen, weil man dann die Luft mit höherem Druck ein- und ausatmen muss: Krankheiten wie eine verstopfte Nase bzw. geschwollene Nasenschleimhäute durch Erkältungen oder Allergien, körperliche Besonderheiten wie eine zu große Zunge, vergrößerte Gaumen- bzw. Rachenmandeln, zu viel Rachenschleimhaut, ein fliehendes Kinn oder zu viel Fettgewebe am Hals.

In Rückenlage schnarcht man besonders intensiv, vor allem, wenn das Kissen zu klein ist und der Kopf nach hinten überstreckt ist. Auch Alkohol, Beruhigungs- und Schlafmittel fördern das Schnarchen, weil sie die Muskulatur zusätzlich entspannen.

Manche Menschen schnarchen sehr laut, manche leiser, manche gelegentlich, manche nur in bestimmten Situationen, manche jede Nacht ein paarmal, manche jede Nacht fast durchgehend. Doch über die Gesundheit sagt das nichts:

Sieht man einmal davon ab, dass Schnarchen die anderen stört, ist zumindest gelegentliches Schnarchen häufig harmlos.

Einschränken kann man es mit relativ einfachen Maßnahmen. Man sollte ein normales Körpergewicht anstreben und halten, auf Rauchen und Alkohol vollständig verzichten – auch auf das eine Gläschen Bier oder Rotwein – und einen großen Bogen um Schlaf- und Beruhigungsmittel machen. Man kann sogar relativ erfolgreich verhindern, in die Rückenlage zu geraten, die das Schnarchen mit hervorruft: Man kann das Kopfteil des Bettes höher stellen, ein großes Kopfkissen benutzen oder schlafmedizinische Schlafanzugjacken tragen, in deren Rückenteil Knöpfe oder Bälle eingenäht sind. Immer sollte ein HNO-Arzt abklären, ob die Luftwege frei sind.

Wer viel und laut schnarcht, weckt sich damit häufig selber zumindest so weit, dass er den erholsamen Tiefschlaf gar nicht erst erreicht. Nachts bemerkt er nicht unbedingt, dass er halb wach wird, doch am nächsten Tag ist er müde. Das ist ein Fall für ärztlichen Rat.

Wenn Kinder schnarchen – was gelegentlich vorkommt –, ist das schwieriger zu erkennen: man hört nicht unbedingt etwas, und doch haben sie Probleme, im Schlaf gut zu atmen, weil die Atemwege nicht frei sind. Das beeinträchtigt den Schlaf und die Schlafqualität und zieht häufig Wachstumsstörungen nach sich. Man sollte also bei Kindern immer wieder prüfen, wie frei sie nachts durchatmen, und, wenn nötig, kinderärztliche Hilfe in Anspruch nehmen.

Schlafapnoe – die Atmung bleibt stehen

Manchmal widerfährt Schnarchern etwas ganz und gar nicht Harmloses: sie schnarchen nicht einmal mehr. Vielmehr hören sie ganz auf zu atmen, wenn auch nur sehr kurz. Gefährlich wird das, wenn es häufiger als zehn Mal in der Stunde geschieht und jeweils mehr als zehn Sekunden dauert; in schweren Fällen steigert es sich auf 500 Atemstillstände pro Nacht, mehr als einmal pro Minute. Das Ganze heißt Schlafapnoe, Nicht-Atmen im Schlaf.

Bei einer Schlafapnoe-Episode verschließen sich Rachen oder Schlund an einer Stelle. Holt die Person Luft, entsteht ein Unterdruck in Brust und Bauch. Das zieht die hintere Rachenwand zusammen und dichtet jene Stelle völlig ab, die beim Schnarchen nur eingeengt war. Das Hindernis bleibt unüberwindbar, auch wenn der Körper viel Energie aufwendet. Wer in der Nähe ist, bemerkt den Atemstillstand, gerade weil das Schnarchen plötzlich ausbleibt: Es wirkt, als ersticke der Betreffende unausweichlich. Doch nach einer Minute erfolgt ein Reflex; der öffnet die Atemwege explosionsartig und der Atem fließt wieder.

Nach außen wirkt die Apnoe dramatisch, und sie ist tatsächlich gefährlich. Apnoiker wachen häufig auf und dringen oft gar nicht bis zum erholsamen Tiefschlaf vor. Selbst wenn sie in der Summe scheinbar genug geschlafen haben, sind sie am nächsten Tag müde. Sieben Mal wahrscheinlicher als andere Leute schlafen Apnoiker am Steuer ein und verursachen einen Unfall. Dabei sind einige fest davon überzeugt, gut zu schlafen; sie fragen sich nur eins: Warum bin ich immer müde? Manche spüren immerhin, dass ihnen nachts der Hals austrocknet oder sie häufig mit Erstickungsgefühlen aufwachen; mehr fällt ihnen selbst nicht auf.

Steht der Atem still, ist das für den Organismus Alarmstufe 1: er schüttet Stresshormone aus. Außerdem summieren sich die Atemstillstände der Apnoiker. Die Folge: Ihr Blut enthält zu wenig Sauerstoff; dann versorgt es weder Herz noch Hirn ausreichend. Das belastet das Herz, die Lungengefäße verengen sich und das Blut wird zähflüssiger. Sauerstoffmangel und Stresshormone treiben langfristig den Blutdruck nach oben; das erhöht das Risiko für Herzinfarkt und Schlaganfall auf das Zehnfache.

Wie Schnarchen trifft Schlafapnoe vor allem übergewichtige ältere Männer, seltener jüngere oder Frauen. Auch einige Kinder leiden darunter; bei ihnen erkennt man die Krankheit an unruhigem Schlaf, nächtlichem Schwitzen und Gedeihstörungen. Lassen Sie ein Kind unbedingt ärztlich untersuchen, falls es erkennbar schwer atmet.

Ein Schlafapnoiker gehört ins Schlaflabor. Doch oft genug geht er dort erst hin, wenn ihn seine Partnerin dazu nötigt; schließlich nimmt er kaum etwas davon wahr,außer dass er tagsüber müde ist. Man kann die Apnoe behandeln. Apnoiker nehmen ab, üben, in Seitenlage zu schlafen, halten die Atemwege frei und verzichten vollständig auf Alkohol; manchen hilft auch eine Knirscherschiene auf Ober- oder Unterkiefer. Das wichtigste Gerät gegen Schlafapnoe ist eine Nasenmaske zur Überdruckbeatmung; sie verhindert den Apnoe-Mechanismus, so dass die Luft passieren kann. Hilft die Maske nicht, bietet die Hals-Nasen-Ohren-Heilkunde als letzten Ausweg an, die Luftwege mit Laser operativ freizuhalten.

Tagsüber hundemüde – selten ohne Grund

Die meisten Menschen, die tagsüber extrem müde sind, haben „nur“ nachts schlecht geschlafen; sie hatten keinen Tiefschlaf oder ihr Schlaf war häufig und lange unterbrochen. Manchmal stecken Krankheiten dahinter, wie wir sie in den vorigen Abschnitten beschrieben haben, vom Schnarchen bis zum Restless-legs-Syndrom; das gilt vor allem für Personen, die glauben, eigentlich gut zu schlafen. Viele leiden auch nur unter einer ganz „normalen“ Ein- und Durchschlafstörung. Einige haben eine Narkolepsie, aber die erkennt man ja daran, dass sie tagsüber plötzlich wirklich einschlafen.

Es gibt aber auch Leute, die nachts wirklich gut schlafen – meistens sogar ausgesprochen lange – und tagsüber trotzdem so müde sind, dass sie zu wenig leisten und sich ihres Lebens nur sehr eingeschränkt erfreuen können. Tagsüber schlafen sie häufig kurz ein, auch unwillentlich, allerdings nicht so überraschend und plötzlich wie die Narkoleptiker.

Für solche reinen „Hypersomnien“ (hyper heißt: zu viel) gibt es verschiedene Ursachen. Dahinter können Infektionen stecken, aber auch eine Schilddrüse, die zu wenig Hormone produziert. Auch manche psychischen Beeinträchtigungen steigern das Schlafbedürfnis massiv, allen voran Depressionen jeder Art. Gerade Menschen mit Winterdepression – der Depression der Dunkelheit – haben ein ausgeprägtes Bedürfnis, tagsüber zu schlafen. Nebenbei haben sie Heißhunger auf Kohlenhydrate und sind – wie Depressive regelmäßig – gedrückter Stimmung und antriebslos.

Eine besondere Ursache für ausgeprägte Müdigkeit am Tage ist das chronische Erschöpfungssyndrom; es heißt auch „Chronic Fatigue Syndrome" (CFE). Menschen mit CFE sind über lange Zeitstrecken ständig müde, es schmerzen ihnen Muskeln und Glieder, Kopf und Hals, und oft haben sie leichtes Fieber. Sobald sie irgendetwas unternehmen, sind sie unverhältnismäßig schnell erschöpft. Es ist unklar, woher das CFE kommt; man vermutet ein Virus, hat aber bisher keines gefunden. Alternativ käme eine Variante der Depression in Frage.

Doch manche Menschen sind tagsüber einfach nur müde, ohne dass man eine dieser Ursachen erkennen könnte. Solche Beschwerden heißen „primäre Hypersomnie", und woher die kommt, weiß man nicht. Immerhin kann man sagen, was hilft: Meistens nützt es, als erstes den Tag klar und gleichbleibend zu strukturieren und körperlichen Aktivitäten dabei den gebührenden Raum zu geben. Genügt das nicht, sollte man einen Versuch mit Lichttherapie wagen. Die hat schon vielen Tagesmüden geholfen.

Extreme Müdigkeit am Tage ohne ersichtliche Ursache sollte dennoch grundsätzlich zu denken geben: häufig zeigen sich auf diesem Weg nämlich Krankheiten, vom Restless-Legs-Syndrom bis zur Apnoe – Krankheiten, gegen die durchaus das eine oder andere „Kraut" gewachsen ist. Herausfinden wird man das am sichersten in einem Schlaflabor.

Fit in der Nacht – verschobene Rhythmen

Schon viele Eltern hat es den letzten Nerv gekostet: Jugendliche, die abends zu jeder annähernd normalen Schlafenszeit behaupten, topfit zu sein, und jedenfalls mit gängigen Mitteln nicht ins Bett zu bringen sind. Noch schlimmer: Morgens schlafen sie bis in die Puppen, vormittags aufzustehen bereitet ihnen erhebliche Mühe, und aktiv werden sie für gewöhnlich frühestens am Mittag. Leider (?) kann man nicht immer die sozialen „Verpflichtungen“ der Jugendlichen dafür verantwortlich machen, etwa nächtliche Discobesuche, und vor allem nicht allein. Insbesondere tut man ihnen unrecht, wenn man sie pauschal als faul bezeichnet. Bei einer ganzen Reihe von ihnen hat sich nämlich der gesamte innere biologische Rhythmus verschoben.

Diese Jugendlichen leiden unter einer „Rückverlagerung der Schlafphasen“, das ist eine der beiden „Störungen des zirkadianen Schlaf-Wach-Rhythmus“. Dann hat sich nicht nur der Schlaf-Wach-Rhythmus verschoben, sondern sämtliche biologischen Rhythmen: Körpertemperatur, Hormonhaushalt und Immunsystem haben ihre tageszeitlichen Tief- bzw. Hochpunkte ganz parallel nach hinten verlegt. Diese Rückverlagerung wird massiv verstärkt, wenn die Jugendlichen in regelmäßigen Abständen nachts durchmachen. In den meisten Fällen verschwindet sie gemeinsam mit der Jugend; doch bis dahin war sie bereits sehr lästig, weil Studium, Ausbildung oder Beruf darunter gelitten haben.

Im Alter läuft gelegentlich der umgekehrte Prozess ab; das belegt indirekt, dass auch die Jugendlichen mit verschobenem Rhythmus nicht einfach eine Marotte pflegen. Mit steigendem Lebensalter nämlich verschiebt sich der

Schlaf-Wach-Rhythmus mitunter in die andere Richtung: Das ist die „Vorverlagerung der Schlafphasen", die zweite Störungsmöglichkeit des zirkadianen Schlaf-Wach-Rhythmus. Die betroffenen älteren Menschen können sich schon gegen 18 oder 19 Uhr nicht mehr auf den Beinen halten und müssen schlafen gehen. Falls sie keine Hypersomnie haben, wachen sie dann natürlich gegen 3 Uhr morgens wieder auf. Abends nichts mehr unternehmen zu können, betrübt die meisten nicht sonderlich. Viel schlimmer ist der Morgen, weiß doch eigentlich kein Mensch, was er um diese nachtschlafende Zeit tun soll, ohne alle anderen zu stören. Viele ältere Menschen missverstehen die Phasen-Vorverlagerung als Durchschlafstörung; das ist sie aber nicht. Sie verlangt nur ehrliches Rechnen.

Sowohl bei den Älteren mit ihrer Verlagerung nach vorne als auch bei den Jugendlichen mit ihrer Verlagerung nach hinten hilft sehr oft eines: helles Licht mit Speziallampen, die es auf 5.000 bis 10.000 Lux bringen. Helles Licht am Morgen kann auch bei Jugendlichen langfristig sämtliche biologischen Rhythmen nach vorne in die normale Richtung verlagern, die die Erde vorgibt. Lichttherapie am Abend dagegen verschiebt die Rhythmen nach hinten; das können Sie noch durch Sport unterstützen, am besten im Freien.

In beiden Fällen braucht man Geduld. Wer einen verschobenen Schlaf-Wach-Rhythmus in einem Tag normalisieren will, wird unweigerlich scheitern. Probieren Sie es stufenweise, täglich eine halbe Stunde.

Aus dem Rhythmus – gestörter Schlaf nach Zeitzonen-Flügen

Stabil und eigenständig steuert die Innere Uhr unsere biologischen Rhythmen. Sie nutzt dabei Sonnenlicht und soziale Beziehungen als Zeitgeber. Ändert sich daran etwas, kann sie sich auch umstellen. Doch zunächst hält sie den Grundrhythmus stabil. Schlafen wir einmal anders als normal, gehen wir sehr viel später ins Bett oder machen gar eine Nacht durch: Die Innere Uhr arbeitet, als sei jede Abweichung einmalig.

Das ist normalerweise sinnvoll, schließlich käme sie nicht nach, würde sie sich ständig umstellen. Doch bei einer Gegebenheit des modernen Lebens führt ihr Beharren zu ganz spezifischen Schlafstörungen: bei Interkontinental-Flügen nach Osten oder Westen.

Auch bei längeren Reisen schickt uns die Innere Uhr am Zielort zunächst so schlafen wie zu Hause. Das ist unerheblich, wenn wir nach Südafrika fliegen, weil es dort etwa gleich spät ist wie bei uns. Es ist erheblich, wenn wir dutzende Längengrade und damit mehrere Zeitzonen überfliegen. In New York ist es sechs Stunden früher als bei uns – es wird etwa sechs Stunden später hell; in Singapur dagegen ist es sechs Stunden später als bei uns, es wird etwa sechs Stunden früher dunkel. Deshalb sind wir in Singapur mitten in der Nacht putzmunter, schlafen aber morgens tief und fest, in New York dagegen werden wir bereits nachmittags bettschwer und wachen zu nachtschlafender Zeit wieder auf. Fast alle Erwachsenen können dann nachts erstmal schlecht schlafen und sind dafür ständig müde, wenn sie wach sein sollten – mit den üblichen Folgen für die Konzentration. Dieser Zustand heißt „Jet-Lag“, durch Jet-Flüge bedingter Zeitsprung.

Relativ schnell merkt die Innere Uhr dann doch, dass es sich um keinen Spaß handelt, sondern um einen neuen Rhythmus. Dann beginnt sie sich umzustellen, nicht abrupt, aber spürbar. Normalerweise schafft sie dabei eine Stunde pro Erdumdrehung, braucht also sowohl für New York als auch für Singapur etwa sechs Tage. Praktisch geht es mindestens doppelt so schnell , wenn sie dabei stärkere Zeitgeber nutzen kann.

Die erste Regel bei der Ankunft im anderen Zeit-Gebiet ist also: Stürzen Sie sich voll ins Leben und nutzen Sie die Sonne, wo es geht. Stehen Sie vor allem dann auf, wenn die Einheimischen aufstehen, machen Sie lieber eine „Nacht" europäischer Zeit durch. Dann nämlich sind Sie wenigstens am Abend amerikanischer oder asiatischer Zeit so müde, dass Sie nicht sehr lange wach im Bett liegen. Falls Sie dann trotzdem nicht einschlafen, können Sie am Zielort auch zwei oder drei Mal ein Schlafmittel einnehmen; wegen der Suchtgefahr nicht länger. Dann sollte sich Ihre Innere Uhr zumindest so weit umgestellt haben, dass Sie schlafen können. Melatonin ist auch hier keine Wunderdroge; die Nebenwirkungen sind unklar, und es ist bei uns mit Bedacht bisher nicht zugelassen.

Sie können auch vorsorgen: Fliegen Sie nach Osten, gehen Sie vorher jeden Tag ein wenig früher schlafen; fliegen Sie nach Westen, jeden Tag ein wenig später. Es wird auch leichter, wenn Sie den Mittagsschlaf-Effekt nutzen und während des Fluges viel schlafen. Ein alkoholfreier Flug macht es noch ein wenig einfacher.

Gebt den Leuten mehr Schlaf –
und sie werden wacher sein,
wenn sie wach sind.

Kurt Tucholsky

Professionelle Hilfe bei Schlafstörungen

Mindestens eine/r von sieben Erwachsenen leidet unter einer Schlafstörung, die professionell behandelt werden sollte. Bei den meisten speziellen Störungen des vorigen Kapitels haben wir schon direkt vermerkt, dass es angezeigt ist, sich unverzüglich in ärztliche Behandlung zu begeben. In einigen Fällen haben wir sogar empfohlen, sich sofort an ein Schlafmedizinisches Zentrum zu wenden.

Bei anderen Schlafstörungen gehen Sie am sinnvollsten gestuft vor. Es ist wichtig, möglichst frühzeitig etwas gegen die Schlafstörung zu unternehmen; schließlich geht es schnell bergab, wenn wir uns längere Zeit nicht ausreichend durch guten Schlaf erholen: von der Lebenslust bis zur Leistung – alles zieht sich dann auf Sparflamme zurück.

In diesem Kapitel stellen wir vor, welche Möglichkeiten es gibt, sich professionelle Hilfe zu holen. Sobald Sie allein nicht weiterkommen, ist ärztliche Behandlung notwendig; das gilt natürlich vor allem, wenn Sie das Gefühl haben, den Teufelskreis der Schlafstörung nur noch mit Medikamenten durchbrechen zu können. Es gibt einen Abschnitt über verschreibungspflichtige Medikamente, damit Sie auch da wissen, was Sache ist. Wir zeigen außerdem, wann welche Psychotherapie Erfolg verspricht, und sagen Ihnen, wann Sie den Besuch in einem Schlafmedizinischen Zentrum riskieren sollten; außerdem finden Sie hier alle wichtigen Informationen darüber, was dort geschehen wird.

Ärzte oder Schlaflabor – wann sind sie angesagt?

Schlafstörungen sind sehr häufig, aber nicht alle sind gleich schwer. Natürlich pilgert man nicht nach einer einzigen schlechten Nacht zum Arzt. Doch Schlafstörungen neigen dazu, sich selbst in Abwärtsspiralen zu verstärken. Es ist also sinnvoll, diese Fahrt nach unten frühzeitig zu unterbrechen. Gelegentlich braucht man für diese Unterbrechung Hilfe von außen; dann ist die Schlafstörung behandlungsbedürftig.

Sie sollten spätestens dann etwas tun, wenn

- Sie zum Einschlafen mehr als eine halbe Stunde brauchen
- Sie nachts häufig aufwachen
- Sie dann länger als wenige Minuten wachliegen
- Sie tagsüber müde sind – nicht nur zur Mittagszeit
- Sie sich tagsüber einfach unwohl fühlen
- Ihre Leistungsfähigkeit tagsüber beeinträchtigt ist und
- Sie vier Wochen praktisch täglich mit diesen Problemen zu tun haben.

Der erste Schritt ist immer die Selbsthilfe, und mit der beginnen Sie am ersten Tag, noch besser vorsorglich. Informieren Sie sich in den vorangegangenen Kapiteln, was gesunden und gestörten Schlaf kennzeichnet. Vergleichen Sie Ihre Lebensweise mit den Empfehlungen dort. Überlegen Sie dann, was Sie in Richtung „besserer Schlaf" ändern könnten und bringen Sie die Änderungsmöglichkeiten in eine Rangfolge, erst die leichten, dann die schwierigen. Ändern Sie das, was am leichtesten geht, und arbeiten Sie die Liste langsam ab. Zu den Selbsthilfemethoden gehören auch pflanzliche Schlafmittel; beachten Sie dabei, was wir im „Eigenregie-" Kapitel geschrieben haben.

Ändert all das nichts, dann ist die erste Adresse Ihr Hausarzt. Stellt sich dort nach drei Monaten noch keine Besserung ein, sollten Sie fachärztlichen Rat einholen. Falls Sie schnarchen, sind Internisten, Lungen- oder HNO-Ärzte zuständig, in allen anderen Fällen Neurologen oder Psychiater. Geben Sie den Fachärzten drei Monate Zeit. Hat sich Ihr Schlaf dann nicht gebessert, ist es Zeit für die Schlafexperten in den Schlafmedizinischen Zentren.

Die meisten schlafmedizinischen Zentren sind an eine Schlafambulanz angegliedert und diese meistens an ein Krankenhaus. Dort bekommen Sie zunächst einen ambulanten Gesprächstermin, und der sollte wenige Wochen nach Ihrem ersten Anruf liegen. Beim Erstgespräch wird geprüft, um welche der vielen Schlafstörungen es sich vermutlich handelt; auf dieser Basis wird dann entschieden, ob eine Diagnose im Schlaflabor notwendig ist. Haben Sie zum Beispiel eine „klassische" Ein- und Durchschlafstörung, dann braucht man eine Labordiagnose höchstens, um andere Erkrankungen auszuschließen. Falls Sie dagegen schnarchen und Ihr Atem gelegentlich aussetzt, ist eine Schlafableitung im Labor unerlässlich. Gleiches gilt, wenn Sie unter ungewöhnlich starker Tagesmüdigkeit leiden. In diesen Fällen kann man erst dann die richtige Therapie einleiten, wenn man die genauen Laborwerte kennt.

Der Aufenthalt im Schlaflabor ist immer stationär, und deshalb muss man auf den Termin länger warten. Das Erstgespräch dient auch dazu, dass nur diejenigen labortechnisch untersucht werden, bei denen es wirklich erforderlich ist. Dann übernimmt die Kosten auch die Krankenkasse.

Im Schlafmedizinischen Zentrum – die endgültige Diagnostik

Ein Schlaflabor darf sich „Schlafmedizinisches Zentrum" nennen, wenn es die Qualitätsprüfungen der Deutschen Gesellschaft für Schlafforschung und Schlafmedizin (DGSM) bestanden hat. Es verfügt über eine Schlafambulanz und das eigentliche Schlaflabor, eventuell eine Forschungsabteilung. Es kann alle Schlafstörungen diagnostizieren, aber nicht unbedingt alle behandeln.

Jedes Schlafmedizinische Zentrum hat Arbeitsschwerpunkte, der häufigste ist Schlafapnoe. Wenige sind auf Ein- und Durchschlafstörungen, psychiatrische oder neurologische Schlafstörungen spezialisiert, noch weniger auf Schlafstörungen bei Kindern. Meistens arbeiten dort Ärzte, Psychologen, technisches und Pflegepersonal zusammen. Es hängt vom Schwerpunkt des Schlaflabors ab, welche medizinischen Fachrichtungen vertreten sind: Psychiatrie, Neurologie, Innere Medizin, Lungenheilkunde, Kinderheilkunde, HNO oder Mund-Gesichts-Kieferchirurgie.

Die meisten Schlaflabore sind Teil einer Klinikstation und haben mehrere Patienten- oder „Ableit-"zimmer sowie ein Technikzimmer. Die Ableitzimmer sind immer Einbettzimmer; Geräte neben dem Bett zeichnen die Körpersignale auf, eine Videokamera an der Decke beobachtet den Schläfer nachts. In den Technikzimmern stehen Computer, die die Signale aus den Ableitzimmern aufzeichnen und auswerten. Nachts überwachen Mitarbeiter die Funktion der Geräte, tags werten die Schlafprofis die Aufzeichnungen und die Vorauswertungen des Computers endgültig aus.

Während des Schlafes werden die Gehirnströme (EEG) „abgeleitet", ebenso die Augenbewegungen (EOG) und die Spannung der Kinnmuskulatur (EMG). Damit man auch spezielle Schlafstörungen genau diagnostizieren kann, werden in der Ableitung zusätzliche Maße aufgezeichnet: die Herztätigkeit (EKG), die Bewegungen des Brustkorbs beim Atmen, die Bewegungen der Beine, der Sauerstoffgehalt des Blutes sowie die Position im Bett. Aus EEG, EOG und EMG ermittelt man die Schlafstadien und erstellt den Schlafstadienplot, wie wir es ganz vorn in diesem Buch beschrieben haben. Zusätzlich berechnet man Kenngrößen wie etwa die Schlafeffizienz.

Tagsüber untersucht man, wie wach bzw. müde die Person ist, außerdem die geistige und körperliche Leistungsfähigkeit. Zusätzlich checkt man sämtliche körperlichen Erkrankungen, die ihre spezifische Schlafstörung erklären könnten.

Wenn Sie sich in einem Schlafmedizinischen Zentrum anmelden, erhalten Sie häufig zuerst einen Fragebogen. Sobald Sie diesen ausgefüllt zurückgeschickt haben, bekommen Sie einen ambulanten Termin zur Voruntersuchung, unter anderem auf Schlafapnoe. Bei diesem Termin stellt man eine vorläufige Diagnose, Sie werden beraten und es wird besprochen, ob Sie stationär ins Schlaflabor kommen sollten. Falls ja, gibt es einen Termin dort von drei bis vier Tagen und Nächten. Bitte rechnen Sie dabei mit mehreren Monaten Wartezeit.

Bei manchen Schlafstörungen – vor allem Schlafapnoe – leitet man die Therapie bereits während des diagnostischen stationären Aufenthalts ein. Bei anderen Diagnosen erhalten Sie Informationen, wie Sie von Ihrem Wohnort aus an eine angemessene Therapie herankommen.

Verschreibungspflichtige Schlafmittel – ein kurzer Überblick

Schlafmittel sind Therapie zweiter Wahl, aber nicht des Teufels; eingebettet in ein ärztliches Gesamtkonzept können sie durchaus dazu beitragen, Schlafstörungen zu lindern. Wer jedoch monatelang Schlafmittel einnimmt, hat damit fast nie Erfolg und sollte sie absetzen. Doch tun Sie das immer langsam und unter ärztlicher Kontrolle. Nehmen Sie Schlafmittel auch dann nur nach Rücksprache mit Ihrem Arzt ein, wenn Sie noch welche haben.

Kein Schlafmittel heilt den Schlaf, doch jedes erleichtert das Einschlafen. Sie wirken sofort, aber nach zwei bis drei Wochen braucht man mehr. Setzt man die Pillen ab, verschlechtert sich der Schlaf kurzzeitig; darauf sollte man vorbereitet sein, damit man nicht in Panik verfällt. Allgemein sind deshalb Schlafmittel vor allem bei punktuellen Schafproblemen sinnvoll, etwa bei Jet-Lag oder akutem Stress.

Bei chronischen Schlafstörungen hat das Schlafmittel den Sinn, den bereits mehrfach beschriebenen Teufelskreis zu durchbrechen. Sobald Sie einige Nächte gut geschlafen haben, sind Sie entspannter und Ihr Körper hat sich wieder ein wenig daran gewöhnt, im Bett auch wirklich zu schlafen. Im Zuge dieser ungestörten Nächte können Sie dann gezielt beginnen, den kompetenten Umgang mit dem Schlaf zu trainieren. Nach gut drei Wochen wird Ihr Arzt eine ebenso lange Medikamentenpause vorschlagen.

Am häufigsten werden immer noch Benzodiazepine verordnet. Sie entspannen, lösen Ängste und erleichtern so das Einschlafen. Allerdings behindern sie den Tiefschlaf und stören die Abfolge der Schlafstadien. Man teilt sie in kurz-, mittel- und langwirkende ein, je nach Halbwertszeit; das ist die Zeit, nach der das Blut nur noch die Hälfte der

Wirkstoffe enthält. Kurzwirkende verkürzen „nur“ die Einschlaflatenz. Mittelwirkende können zusätzlich das Durchschlafen erleichtern; allerdings ist morgens noch so viel Wirkstoff aktiv, dass man meist vormittags noch müde ist. Langwirksame Benzodiazepine haben einen starken „Hangover“-Effekt; damit ist man am nächsten Tag benommen und verlangsamt. Als Mittel gegen Schlafstörungen sind sie nicht geeignet.

Alle Benzodiazepine machen leicht süchtig. Wenn man ein solches Mittel absetzt, schläft man zunächst besonders schlecht; manche Menschen bekommen dann Angst und nehmen es deshalb weiter. Das ist der Beginn der Sucht. Ältere Menschen sollten sie völlig meiden, weil damit die Sturzgefahr steigt und Verwirrtheitszustände auftreten können.

Die Substanzen Zopiclon und Zolpidem wirken ähnlich wie Benzodiazepine, machen aber weniger süchtig. Manche werden im Körper so schnell abgebaut, dass man sie noch nachts als „Wiedereinschlafmittel“ nehmen kann. Dennoch sind auch sie nicht zur Dauereinnahme geeignet.

Auch viele Antidepressiva stoßen den Schlaf an. Sie sind beliebt, weil sie nicht süchtig machen und man sie längere Zeit einnehmen kann. Sie verlangen aber regelmäßige Blutkontrollen und haben oft Nebenwirkungen: der Mund wird trocken, das Gewicht steigt, der Innendruck im Auge auch, und bei Männern vergrößert sich die Prostata. Wägen Sie hier gemeinsam mit Ihrem Arzt oder Ihrer Ärztin sorgsam ab.

Psychotherapie bei Schlafstörungen – was ist wann sinnvoll?

Schlafstörungen können viele Ursachen haben und sie können sich selbst verstärken. Wie wir schon mehrfach betont haben, ist der erste Schritt die Selbsthilfe. Besteht Ihre Schlafstörung allerdings schon sehr lange, kann sich die Abwärtsspirale bereits so verselbständigt haben, dass Sie ihrer nicht mehr in Eigenregie Herr werden. Manche Schlafstörung kann zwar relativ neuen Datums sein, aber in Stresserscheinungen gründen, vor denen Sie kapitulieren müssen. Seltener kommt es vor, dass Sie neben der Schlafstörung unter massiven Ängste leiden, keine Freude mehr erleben können, sich für nichts mehr interessieren oder ständig erheblich gedrückter Stimmung sind. In diesen Fällen sollten Sie mit Ihrem Hausarzt sprechen, ob nicht eine psychotherapeutische oder eine psychiatrische Behandlung sinnvoll wäre, möglicherweise unterstützt von Medikamenten.

Auch wenn Ein- und Durchschlafstörungen trotz Selbsthilfe bestehen bleiben oder wenn Sie die Selbsthilfe aus irgendwelchen Gründen nicht konsequent verfolgen können, kann sich eine Psychotherapie anbieten. Die psychotherapeutischen Methoden der Wahl dabei sind verhaltenstherapeutisch. Die Verhaltenstherapie nutzt das Wissen der Schlafforschung, wie sich gestörter Schlaf „selbständig" macht und hochschaukelt. Verhaltenstherapeuten behandeln direkt das Problemverhalten, also alles, was den gestörten Schlaf aufrechterhält. Leiden Sie unter einer hartnäckigen Schlafstörung, so hat sich diese in einer gewissen Zeit entwickelt; im Laufe dieser Entwicklung hat Ihr Organismus insbesondere gelernt, sich schon beim Gedanken an das Bett anzuspannen. Das ist – wie Sie wissen – mit Schlaf nicht vereinbar.

Bei einer Verhaltenstherapie lernen Sie allmählich um und verknüpfen das Ins-Bett-Gehen wieder mit Entspannung. Letztlich machen Sie ähnliche Dinge wie bei der Selbsthilfe, einschließlich der Arbeit mit dem Schlaftagebuch. Doch alles erfolgt systematisch und genau an Ihre Persönlichkeit und Ihre Lebensumstände angepasst. Das schafft mehr Erfolgserlebnisse, und so können Sie leichter so durchgehend motiviert bleiben, wie es für einen Erfolg nötig ist. Zu den Methoden gehören maßgeschneiderte Entspannungsübungen, die Begrenzung der im Bett verbrachten Zeit, die Stimuluskontrolle, also das Bett nur zum Schlafen benutzen, und die kognitive Umstrukturierung, also die Wege, wie man düstere Gedanken der Nacht vertreibt. Viele Studien haben belegt, dass Verhaltenstherapie Ein- und Durchschlafstörungen deutlich bessern kann.

Die psychoanalytische Behandlung dagegen ist bei Schlafstörungen weniger geeignet. Sie arbeitet in sehr langen Zeiträumen und stellt ganz bewusst nicht die Schlafstörung als solche ins Zentrum, sondern das gesamte Leben.

Falls die Schlafstörung erstmals zu einer Zeit aufgetreten ist, in der Sie starkem Stress ausgesetzt waren, können Sie auch eine allgemeine Verhaltenstherapie beginnen. Dort lernen Sie, neue Stressfaktoren souveräner zu meistern und so die Schlafstörung gewissermaßen auszutricksen. Gelegentlich sind in solchen Fällen auch stützende Gespräche in Form einer klientenzentrierten Gesprächspsychotherapie angezeigt.

Die Schlafschule

Gesund schlafen kann man lernen, genauer: wieder lernen. Das klingt vielleicht ein wenig merkwürdig, so, als müsse man Essen oder Atmen lernen. Doch auch darüber könnte man diskutieren. Dass wir gesund und erholsam schlafen, verhindern unsere Lebensbedingungen jedenfalls allzu oft. Damit verhindern sie nebenbei auch, dass wir tagsüber wirklich wach und leistungsfähig sind, abgesehen davon, dass schlechter Schlaf der Gesundheit langfristig eindeutig schadet. Doch wer für längere Zeit falsch oder schlecht schläft, gewöhnt der Inneren Uhr ab, dem eigenen Schlafbedürfnis gemäß zur Ruhe zu kommen. Genau hier lohnt sich ein „Nachsitzen" in der Schlafschule.

Die Schlafschule ist ein völlig neuartiges Angebot der Gesundheitsvorsorge. Jürgen Zulley rief sie 2001 ins Leben. Sie beruht auf der Erkenntnis, dass man Bausteine, die sich bei der Therapie chronischer Schlafstörungen bewährt haben, auch zur Vorbeugung nutzen kann. Dazu gehören: über den gesunden und gestörten Schlaf Bescheid wissen, den Tagesablauf, den Abend und die Nacht richtig planen, Entspannungstechniken und andere Methoden zur Selbsthilfe erlernen. Dazu gehört auch die Erkenntnis, was gesunder Schlaf mit Stress oder Stressreduktion zu tun hat.

Die Schlafschule bietet Seminare an, die ein Wochenende oder eine ganze Woche dauern. Ausgewiesene Schlafexperten – Ärzte und Psychologen – halten Vorträge darüber, was gesunden und gestörten Schlaf kennzeichnet, wie man sich selber helfen kann und welche professionellen Hilfen es gibt. Die Referenten diskutieren all das ausführlich mit den Teilnehmern. Außerdem besprechen sie individuelle Strategien, wie jede Person ihren Schlaf verbessern und ihre Leistungsfähigkeit am Tage steigern kann. Für spezielle Fragen gibt es auch Einzelgespräche.

Die Teilnehmer erlernen Entspannungstechniken und körperliche Aktivitäten und können ausprobieren, wie ihnen die Lichttherapie bekommt. Die Schlummermenüs am Abend zeigen, wie man schlafförderliches Essen in den Alltag einbauen kann.

Nach den bisherigen Erfahrungen können wir sogar die wichtigsten Meilensteine bei einer guten Gesundheitsvorsorge in Sachen Schlaf benennen: den Tagesablauf klug planen und den Abend angemessen gestalten. Viele Teilnehmer der Schlafschule sind so intensiv mit ihrem Beruf verbunden, dass sie kaum mehr abschalten können und keine Ruhe mehr finden. Genau das müssen sie wieder lernen: Wie wechsle ich Aktivität und Ruhe richtig ab – am Tag und in der Nacht? Viele befürchteten zum Beispiel, weniger zu leisten, wenn sie Ruhepausen einplanen. Doch im Rahmen der Schlafschule erfuhren sie plötzlich das Gegenteil: Mit Pausen fühlen sie sich nicht nur wohler; sie leisten auch mehr. Alle bisherigen „Schlafschüler" waren vom Unterricht begeistert, und viele haben zum ersten Mal gerne eine Schule besucht.

Einige Krankenkassen übernehmen die Seminarkosten für die Schlafschule. Sie honorieren die Teilnahme, weil sie Stress vorbeugt und die Gesundheit allgemein schützt. Die Absolventen müssen lediglich mit einer Nebenwirkung rechnen: dass sie am Schluss mehr über den Schlaf wissen als ihr behandelnder Arzt.

Literatur

DAK-Gesundheitsreport 2010. Analyse der AU-Daten, Schwerpunkt Schlafstörungen. medhochzwei Verlag, Heidelberg, 2010

Füller, Ingrid: Endlich schlafen. Stiftung Warentest, Berlin, 2009

Knab, Barbara: Das Gedächtnis – die etwas andere Gebrauchsanweisung. Herder, Freiburg, 2009

Knab, Barbara, Förstl, Hans: 99 Tatsachen über Ihr Gedächtnis. Wie es arbeitet, was es leistet, wie Sie es schützen und stärken. Trias, Stuttgart, 2008

Rodenbeck, Andrea / Rüther, Eckart / Hajak, Göran: Insomnie. Der nicht erholsame Schlaf. Springer, Berlin 2010[2]

Schredl, Michael: Traum. Ernst Reinhardt, München, 2009

Schulz, Hartmut / Geisler, Peter / Rodenbeck, Andrea (Hrsg.): Kompendium Schlafmedizin für Ausbildung, Klinik und Praxis. ecomed, Landsberg, 2010[17]

Spiegelhalter, Kai / Backhaus, Jutta / Riemann, Dieter: Schlafstörungen. Hogrefe, Göttingen, 2011[2]

Wiegand, Michael H., v. Spreti, Flora, Förstl, Hans (Hrsg.): Schlaf und Traum. Neurobiologie, Psychlogie, Therapie. Schattauer, Stuttgart, 2006

Zulley, Jürgen: Mein Buch vom guten Schlaf. Endlich wieder richtig schlafen. Goldmann, München, 2010

Zulley, Jürgen: So schlafen Sie gut. Zabert-Sandmann, München, 2008

Zulley, Jürgen, Knab, Barbara: Unsere Innere Uhr. Natürliche Rhythmen nutzen und der Non-Stop-Belastung entgehen. Mabuse, Frankfurt/Main, 2008

Zulley, Jürgen, Knab, Barbara: Wach und fit. Mehr Energie,

Leistungsfähigkeit und Ausgeglichenheit. Mabuse, Frankfurt/Main, 2009

Weitere Informationen

Deutsche Akademie für Gesundheit und Schlaf (**DAGS**)
Universitätsstr. 84
93053 Regensburg
Tel: 0941 9428271
Fax: 0941 9411505
http://www.dags.de

Bei der DAGS erhalten Sie Auskunft über Schlafmedizinische Zentren und können kostenloses Informationsmaterial anfordern.

Die Schlafschule

Ein umfassendes Seminar-Angebot für Jedermann, sich über Schlaf und Selbsthilfe bei gestörtem Schlaf zu informieren! Erleben Sie namhafte Experten persönlich, in Vorträgen, Diskussionen und Einzelgesprächen! In der Schlafschule erfahren Sie alles über den natürlichen Umgang mit dem Schlaf und lernen, wie Sie (wieder) erholsamen Schlaf finden können. Weitere Informationen unter http://www.schlafschule.com oder bei der DAGS (siehe oben).

Register